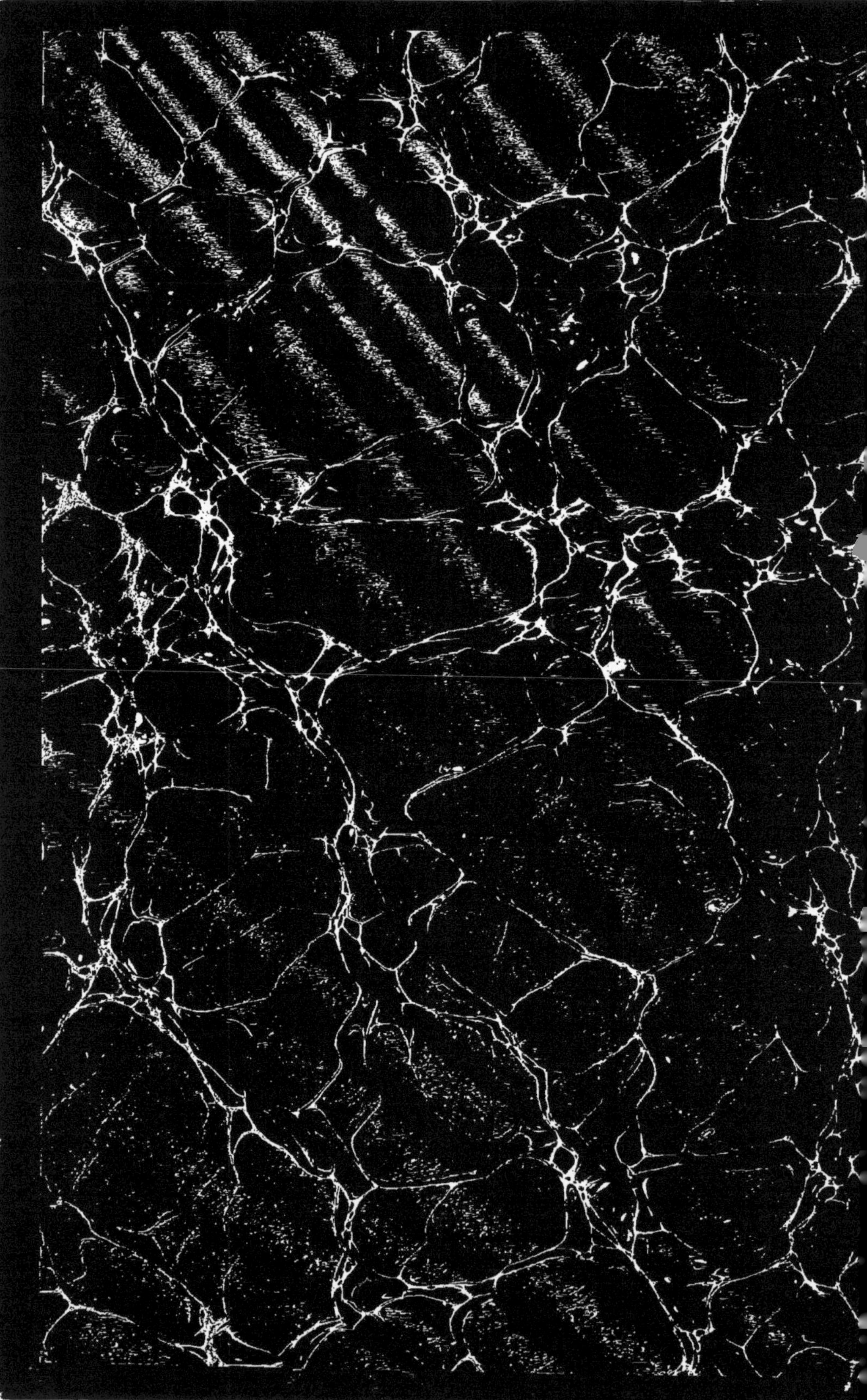

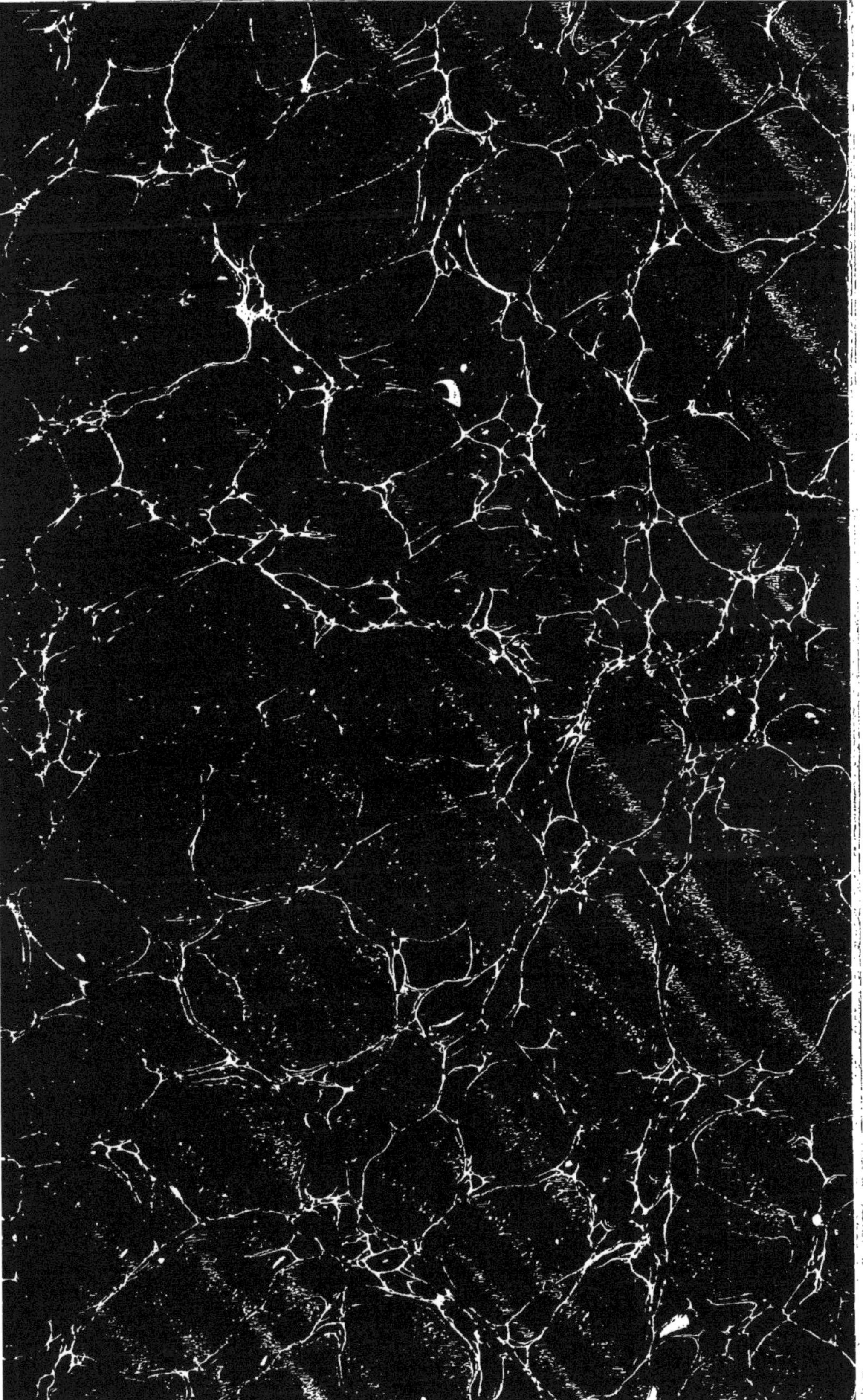

Tc 6/19

ESQUISSE

D'UNE

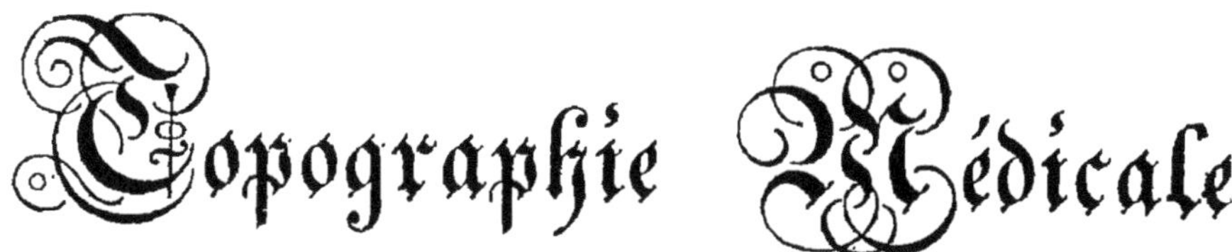

DE LA VILLE D'AUCH

ET DE SES ENVIRONS.

Erratum.

A la page 26, au lieu de :

Là, des femmes portant le nom de Sœurs,

Lisez :

Là, des femmes portant le nom chéri de Sœurs.

Esquisse

D'UNE

TOPOGRAPHIE MÉDICALE

De la Ville d'Auch

ET DE SES ENVIRONS;

PAR LOUIS MOLAS,

Docteur en médecine, Chirurgien de la Maison de Secours du département du Gers, Professeur d'accouchemens, Membre correspondant de l'Académie royale de médecine de Madrid, et de plusieurs Sociétés savantes nationales et étrangères.

DEUXIÈME ÉDITION

AUGMENTÉE DE NOTES HISTORIQUES ET COMPLÉMENTAIRES.

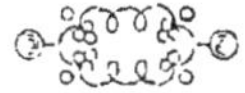

Non enim spe quæstus, aut gloria commoti venimus ad scribendum, quemadmodum ceteri; sed ut industria nostra tuæ morem geramus voluntati.

CICERO. *Rhetoricorum ad C. Herennium*, p. 1.

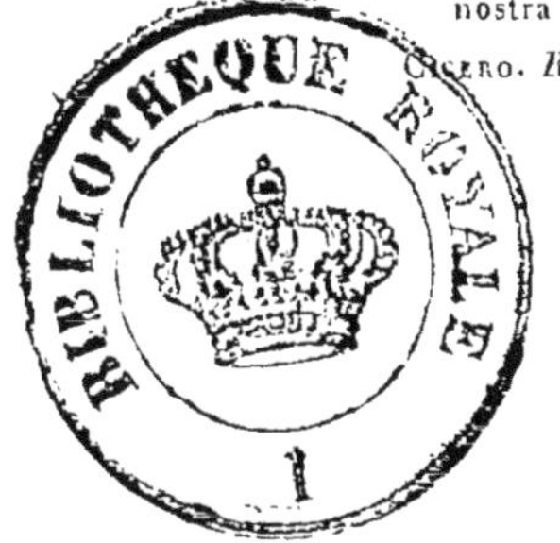

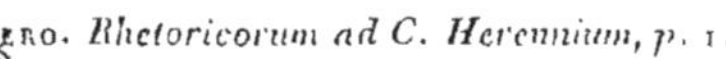

A AUCH,

L.-A. BRUN, IMPRIMEUR-LIBRAIRE, PLACE ROYALE.

1836.

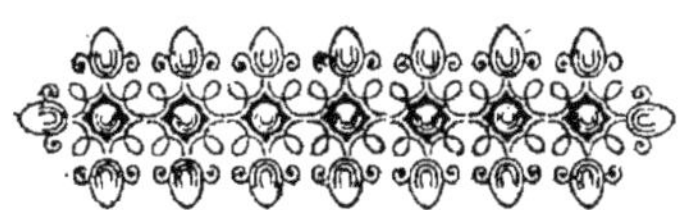

Ce petit ouvrage parut pour la première fois en 1821. Je le destinais alors à servir de base ou plutôt d'introduction à un Annuaire médical, que divers motifs, inutiles à dire ici, m'ont empêché de publier comme j'en avais le projet.

Malgré le succès de la première édition, qui s'écoula entière en très-peu de temps, j'étais peu disposé à en donner une seconde, lorsque j'ai dû faire céder une volonté à d'autres volontés que je respecte, et ne pas opposer à une invitation bienveillante l'importance d'un refus prétentieux. Mais cet opuscule, composé dans un but spécial qui n'existe plus aujourd'hui, devait-il être reproduit dans sa forme première, dans ses limites étroites et scientifiques, et demeurer ainsi le livre de quelques-uns?

Ne pouvait-il pas devenir le livre de tous par une refonte complette, ou seulement par l'addition de quelques développemens historiques, rejetés à la fin en forme de notes, et d'un intérêt local? C'est à cette dernière idée que je me suis arrêté; c'est ce dernier plan que j'ai cru devoir suivre. Est-il bon, est-il le meilleur? C'est ce que j'ignore, et ce que je ne veux pas rechercher en ce moment. Il m'a suffi de le juger d'une exécution plus prompte et plus facile, pour l'adopter de préférence à tout autre.

La première partie de ce travail n'est donc que la reproduction de celui de 1821, avec quelques légers changemens nécessités par la différence des dates; la seconde, composée de notes historiques, est entièrement neuve.

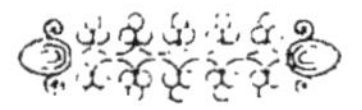

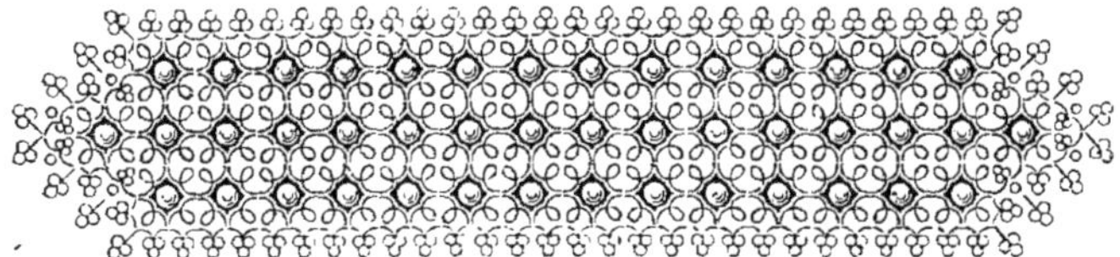

De la situation de la Ville,

ET DU RÈGNE MINÉRAL DANS CE PAYS.

La ville d'Auch*, chef-lieu du département du Gers, anciennement et successivement capitale du peuple appelé les *Ausci*, de la Novempopulanie, de la Gascogne (1) et du comté d'Armagnac, est située sur la croupe et le penchant de l'un des coteaux qui bordent la rive

* Lorsque les Romains se rendirent maîtres de l'Aquitaine, la ville d'Auch, connue à cette époque sous le nom de *Climberris*, auquel on substitua par la suite celui d'*Urbs Clara*, était située sur la rive orientale du Gers; et dans l'emplacement qu'elle occupe aujourd'hui,

gauche du Gers, au 18me degré, 15' de longitude, et au 45me degré, 38', 46" de latitude; son élévation au dessus du niveau de la mer est de 220 mètres.

Le Gers (2), petite rivière très-sinueuse, peu abondante, et aussi sujette à tarir pendant les grandes chaleurs, qu'à déborder aux moindres pluies, prend sa source dans les landes de *Pinas*, près la base de la chaîne des Pyrénées. Son cours, assez rapide, s'effectue du midi au nord entre deux collines à peu près parallèles dans toute leur étendue, mais dont la hauteur diminue d'une manière sensible, à mesure qu'on avance vers le nord. C'est après un trajet de 90,000 mètres sur un fonds argileux et vaseux, que les eaux du Gers vont se perdre dans la Garonne, au dessous de Layrac, et à deux lieues environ au dessus d'Agen.

L'aspect du vallon que parcourt cette rivière est des plus agréables : de superbes prairies, ombragées par des saules, des peupliers et des

était ce qu'on nommait la cité. Crassus, un des lieutenans de César, s'empara le premier de cette ville qu'il constitua colonie romaine. Il la trouva très-peuplée et se gouvernant par ses propres lois, comme le faisaient, en général, toutes les villes des Gaules. Le bon accueil que ses habitans firent à Auguste, lorsqu'il revenait d'Espagne, engagea ce prince, pour leur en témoigner sa reconnaissance, à donner son nom à la ville (3), d'où *Augusta Auscorum* (Auch par corruption). (4)

ormes, et coupées de distance en distance par des chemins, des ruisseaux d'eau vive ou les bornes qui séparent les héritages, le couvrent dans toute son étendue. La magnificence du tableau que cet ensemble produit dans la belle saison est singulièrement augmentée par la beauté des vignobles, la richesse des moissons et l'immense quantité d'arbres fruitiers ou d'agrément qui parent le penchant des deux collines, mais surtout par le touffu des bois qui ornent le sommet de la plupart des coteaux.

Care selve beate
E voi solinghi e taciturni aurrori,
Di reposo e di pace alberghi veri,
O quanto volentieri
A rividervi i' torno!.... *

Ce pays, en général, est partout montueux, inégal; mais la grande variété des sites, et les perspectives riantes qu'il offre de tous côtés aux voyageurs, valent bien, ce me semble, la monotonie ennuyeuse du pays plat. La fertilité de son sol est, comme partout ailleurs, en raison composée de la nature du terrain, de son exposition, de sa culture, des engrais qu'on lui donne et des semences qu'on lui confie. La plupart de ces considérations appartenant, d'une manière exclusive, au domaine de l'agriculture, je me borne-

* *Il Pastor fido*, atto II, scena V.

rai aux suivantes, comme se rattachant plus directement à mon objet.

On peut dire, en général, que la couche superficielle et végétale de nos terres repose sur des bancs calcaires ou argileux d'une épaisseur indéterminée.

Cette terre superficielle est un composé d'argile, de carbonate de chaux et de quelques parties de sable. La proportion dans laquelle se rencontrent les deux premières substances en détermine les qualités et le nom particulier qu'on lui donne dans le pays. C'est ainsi que, lorsque l'argile domine, elle prend le nom de terre forte, et celui de boulbène, quand c'est le carbonate de chaux qui abonde. Ces deux terres peuvent être prises pour type de toutes les autres, qui n'en sont absolument que des variétés respectives.

Cependant, à ces deux terres-type on peut en ajouter une troisième, qui paraît en être distincte et indépendante ; cette terre est le *tuf*, ou *tô'ambs* des Anglais. Le tuf, au lieu de se trouver sous la couche supérieure de la terre végétale, se rencontre quelquefois, mais rarement, et toujours en petite quantité, dans la couche supérieure. On appelle cette terre, en patois, *terro-tuhé*, ou *tuhé* simplement.

L'on trouve ordinairement dans le sein de cette terre-tuf des bancs considérables de grès, d'une formation secondaire ou tertiaire. Le premier, dont le tissu parfaitement égal, parfaitement homogène, et formé, en général, de grains quarzeux, transparens et à angles vifs, cimentés par un gluten calcaire, est disposé par couches horizontales assez régulières, d'une forte épaisseur, et séparées entr'elles par une légère couche de terre. Le second, ou tertiaire, composé de grains très-inégaux, d'une consistance beaucoup plus faible que celle du précédent, se rencontre presque toujours en blocs isolés, et comme ensevelis dans des amas de sable quarzeux incohérent, ainsi qu'on peut le voir dans la carrière qu'on a ouvert pour la construction du nouveau quartier de cavalerie. La pierre de grès a la propriété de résister, plus que la pierre blanche, à l'action destructive de l'atmosphère et du temps.

La première des terres-type dont je viens de parler, la terre forte *(terro-hort)*, sujette à se crevasser pendant les chaleurs, exige d'être fortement travaillée et ameublie par le fumier et la chaux. C'est sur cette terre que sont placées les carrières de pierre blanche, carbonate calcaire argileux, si multipliées aux alentours de cette ville, et où l'on puise pour bâtir. Ce calcaire, qui fait le noyau de presque la totalité de nos coteaux, est de formation secondaire; ses couches, tantôt horizontales, tantôt obliques, d'une épaisseur plus ou moins considérable, sont séparées entr'elles par de l'argile qui sert également de lit aux masses entières.

Dans quelques-unes des variétés de la terre forte des environs d'Auch, sont des amas de *gypse* (chaux sulfatée des minéralogistes), qui constituent des carrières très-abondantes. Ces amas, presque toujours placés sur des lits argileux, se trouvent parfois interrompus par des dépôts irréguliers d'argile schistoïde. Le gypse est tantôt grenu, souvent fibreux, tantôt radié du plus beau blanc. On ne se sert guère de cette substance que pour les ouvrages de construction ou d'embellissement : l'agriculteur pourrait cependant en retirer de grands avantages, en considérant la vertu qu'elle possède de détruire les mousses qui causent, en général, de si grands dégâts dans nos prairies champêtres.

La boulbène (*boubeo*), boueuse et gluante pendant les pluies, et poudreuse en été, est beaucoup plus avide d'engrais que la précédente. Celui de tous qui lui conviendrait le mieux est la marne argileuse ; mais, comme elle n'est pas très-commune, on la supplée par le fumier ordinaire ou le terreau, c'est-à-dire, une terre mélangée du détritus des végétaux qu'on y a laissé se pourrir pendant l'hiver. Outre la marne argileuse, on trouve encore dans ces contrées, en grande quantité et très-répandues, la marne calcaire et la siliceuse. La marne terreuse y est inconnue.

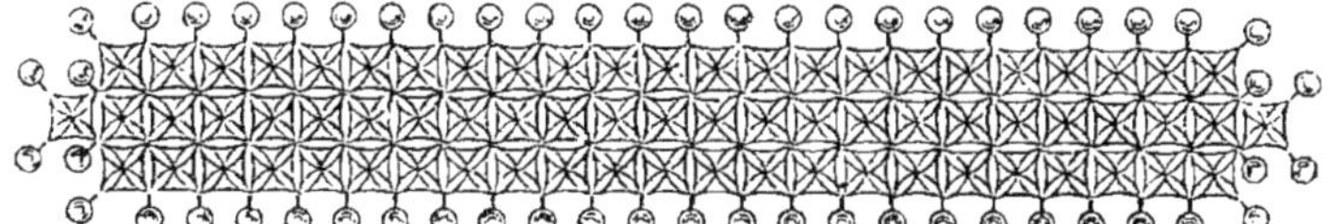

Eaux Minérales.

Quoiqu'on n'ait pas encore découvert de mine dans ce pays, on en soupçonne cependant l'existence à cause des nombreuses sources d'eaux minérales qu'on y rencontre. Les principales, et les seules fréquentées de ces eaux, sont celles de Barbotan et de Castera-Verduzan.*

* La chaîne de coteaux, qui s'étend depuis Montastruc jusqu'au Castera, renferme des traces d'anciens volcans éteints, et l'on voit des filets d'eaux minérales sourdre en plusieurs endroits de leurs flancs. L'examen attentif de cette chaîne pourrait fournir matière à des observations curieuses et intéressantes.

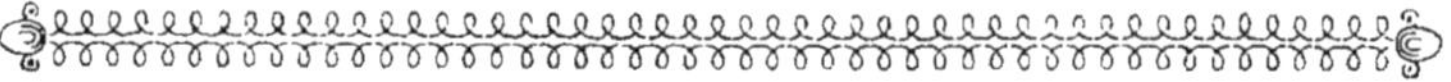

ÉTABLISSEMENT

DES EAUX MINÉRALES DE BARBOTAN.

L'ÉTABLISSEMENT thermal de Barbotan, situé à l'extrémité nord-ouest du département du Gers, à quatre lieues de Roquefort des Landes, est l'un des plus anciens de France. La grande réputation que ses bains et ses boues lui ont acquis pendant des siècles, ne se serait jamais affaiblie, comme elle l'a fait depuis quelques années, sans la négligence que les propriétaires ont mis à réparer les diverses parties de l'établissement, qui menaçait naguère d'une ruine presque totale. Aujourd'hui, toutes les réparations ont été faites; l'établissement a même éprouvé une grande augmentation : 12 baignoires en marbre et trois douches plus chaudes que les bains, viennent d'y être établies; les logemens ont été remis à neuf, de même que le mobilier. Ainsi, rien n'empêche désormais que Barbotan ne devienne, comme autrefois, le rendez-vous d'une multitude d'infirmes, et ne reprenne, par leur soulagement ou leur guérison, son antique célébrité.

Les sources thermales s'offrent en foule à Barbotan : les principales sont celles qui fournissent au bain dit des *Pauvres*, et aux anciens bains.

La source qui fournit au bain des pauvres sort verticalement, et paraît donner, par son tuyau de décharge, environ deux pouces cubes d'eau. La liqueur du thermomètre de Réaumur, plongé dans ce bain, monte au 31me degré.

Cette eau verdit la couleur bleue des violettes. — L'infusion de noix de galle n'y développe aucune couleur, non plus que le prussiate de potasse ferrugineux. — La potasse en déliquescence la trouble et y forme bientôt un précipité blanc. — Le nitrate d'argent la rend légèrement laiteuse, et la liqueur prend insensiblement une couleur violette. — Le nitrate de mercure en trouble sur-le-champ la transparence, et forme en peu d'instans un précipité jaune.

Ces expériences répétées sur toutes les autres sources, n'ayant pas donné de résultats différens, on doit en conclure : 1° qu'elles partent toutes d'un foyer commun; 2° qu'elles tiennent, dans un état de dissolution, du souffre et des sels neutres à base alkaline et terreuse ; 3° enfin, que le gaz qui s'en échappe en abondance est du gaz hydrogène sulfuré.

La source qui alimente les anciens bains est à peu près de la même force que la précédente ; sa chaleur va du 31me au 32me degré.

A l'est de ces bains, et à une distance d'environ soixante toises, est une source froide qui n'élève pas la liqueur du thermomètre au-delà du 15me degré, et qui donne, au plus, quatre lignes d'une eau légère, très-limpide, d'un goût styptique et ferrugineux. Cette eau verdit l'infusion de violettes. — L'infusion de noix de galle lui donne dans le moment un rouge assez foncé. — Le prussiate de potasse y développe une très-légère nuance bleuâtre, qui devient beaucoup plus foncée lorsqu'on ajoute à ce mélange quelques gouttes d'un acide. — Le nitrate d'argent la trouble et lui donne la couleur d'un bleu violet; la petite quantité de poudre qui se dépose a la même nuance; enfin le nitrate de mercure produit tout-à-coup un précipité jaune.

Il résulte évidemment de ces expériences que le fer, combiné avec des sels alkalins et terreux, se trouve en grande quantité dans cette eau. Je regrette que les procédés analytiques n'aient pas été poussés assez loin, pour permettre de rapporter ici la quantité précise de chacune des substances que ces eaux contiennent. Le médecin-inspecteur s'occupera vraisemblablement de ce travail qui ne sera pas sans utilité.

Au sud des derniers bains, on aperçoit un bourbier profond, dont la chaleur des boues, à leur base, est de 29 degrés; elle ne s'élève pas au dessus du 22me à leur surface, lorsque l'action du soleil ne les a pas rechauffées.

A côté des boues, on voit une nappe d'eau assez étendue, fournie par plusieurs sources thermales qui sourdent dans cette espèce de réservoir: sa température en rend l'accès très-praticable ; il serait même facile d'en rechauffer les eaux, en écartant les sources froides qui vont s'y mêler.

L'efficacité des boues de Barbotan est reconnue de temps immémorial : les cures merveilleuses qu'on a obtenues de leur application sur les parties affectées de rhumatisme, et, en général, de toute inflammation chronique des ligamens ou des muscles, en recommandent l'usage aux personnes atteintes de ces infirmités. Les eaux ne le cèdent en rien à celles des Pyrénées, pour les maladies de la peau et les affections de poitrine dépendantes d'une irritation chronique. L'eau ferrugineuse peut être utilement employée dans les cas de chlorose et des différentes maladies de l'utérus, qui reconnaissent pour cause un trop grand relâchement dans les vaisseaux capillaires sanguins.

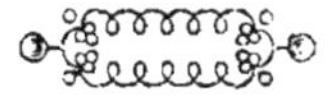

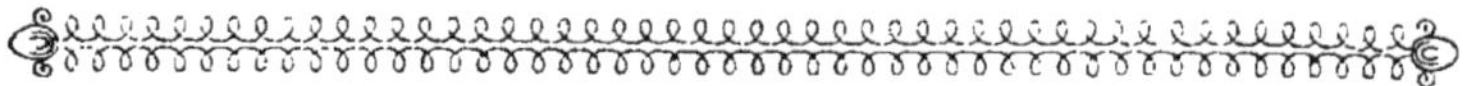

ÉTABLISSEMENT

DES EAUX MINÉRALES DU CASTERA-VERDUZAN.

L'ÉTABLISSEMENT du Castera-Verduzan, placé au centre de la fertile et riante vallée qu'arrose l'Auloue, à trois lieues nord-ouest d'Auch, et à une lieue de la petite ville de Jegun, présentait, il y a peu de temps, le même état de dépérissement où l'on a vu que l'incurie des propriétaires avait amené celui de Barbotan. «Baignoires incommodes, sales, humides, privées d'air et de lumière, d'un abord difficile et fangeux ; douche obscure où l'on respirait avec gêne ; système vicieux de chauffage, tel était naguère l'établissement du Castera, tels étaient les graves inconvéniens qui s'opposaient à sa prospérité, sans pouvoir toutefois la détruire. *

» Récemment, un homme recommandable en a acquis la propriété. Jaloux de se rendre utile, il a bientôt obtenu la certitude de n'avoir point fait de vains efforts ; tout a été repris sur de nouveaux

* *Annuaire du Gers* (année 1821), pag. 278 et suiv.

plans ; on n'a respecté que la construction sacrée qui protégeait la source. Autour d'elle s'est élevé un monument digne de ce lieu et de son objet, qui sera désormais protégé par la reconnaissance publique.

» Un superbe péristyle, orné de colonnes, terminé à droite et à gauche par deux grottes consacrées aux sources-amies, conduit à des couloirs voûtés qui séparent le corps de l'édifice des cabinets des bains. Chacun de ceux-ci a une voûte particulière, une croisée suffisante pour renouveler l'air rapidement, pour donner beaucoup de jour, et le modérer également à volonté. Le nombre des bains étant primitivement de huit, on l'avait porté à dix. La difficulté de satisfaire aux baigneurs, l'embarras, les inconvéniens inséparables de l'administration des bains, à toutes les heures du jour et de la nuit, d'un côté; et de l'autre, la grande abondance de la source, dont le courant n'est point utilisé, ont fait naître ce dessein, et fourni les moyens d'améliorer considérablement, sous ce rapport, l'établissement du Castera. Trente baignoires en marbre remplacent celles de bois ; vingt-quatre dépendent de la source sulfureuse, six de la ferrugineuse. A chaque baignoire appartient un chauffoir particulier, placé comme sous la main, et servi de manière à ce que les linges ne soient jamais mêlés ; c'est un grand avantage, mais moins important que celui-ci. L'eau minérale sulfureuse coule à

$24\ ^4/_{10}\ +^{\circ}$ thermomètre centigrade ($19\ ^1/_2 + ^{\circ}$ de Réaumur). Cette température ne pouvant convenir qu'à peu de maladies comme à peu de malades, on a cherché et inventé un système de chauffage qui mérite une attention particulière. Des tuyaux recourbés, ascendans, fort longs, se jouent, pour ainsi dire, dans des chambres de chaleur, avant de conduire l'eau dans la partie inférieure d'une chaudière où elle prend 60 à $70 + ^{\circ}$. Poussée dans ces tubes par l'impulsion de la source, l'eau peut en sortir par l'issue que lui donnent des robinets qui la ramènent immédiatement dans les tuyaux de conduite des bains. Il en résulte que l'eau minérale s'écoule sans traverser la chaudière, demeurant sous l'utile pression d'une colonne d'eau de 5 à 6 pieds, et arrive dans la baignoire, ayant gagné quatre à six degrés de chaleur nouvelle. Alors elle suffit à la plupart des malades; mais, pour de plus grandes latitudes, un robinet fournit, au gré de chacun, l'eau minérale très-chaude de la chaudière.

» La douche a été rendue plus commode et plus utile, surtout par la multiplicité et la direction des tuyaux chargés de la répandre et de la diriger de manière à satisfaire à toutes les indications.

» Un bel escalier, un vaux-hall, un sallon, une salle de billard, un restaurant, des appartemens nombreux où l'on réunit tout ce qui peut être utile et agréable, composent les parties supérieures de l'édifice. A quelque distance, des canaux, de larges digues plantées d'arbres entourent le terrain de l'établissement et le défendent des eaux de la rivière accidentellement grossie.»

Les bons pâturages qui environnent les bains y rendent le bœuf, le veau et le mouton excellens. On y trouve des lièvres, des lapins, des perdrix rouges et toute sorte de végétaux. L'Auloue fournit des carpes, des barbeaux, des anguilles et autres poissons. Le voisinage de Jegun, de Condom et d'Auch sert à procurer au Castera tous les agrémens de la vie. (5) Enfin, la pureté de l'air, les effets salutaires des eaux minérales, l'aspect de la belle nature, tout contribue à améliorer l'état des malades. Aussi, le nombre de ceux qui s'y rendent augmente-t-il tous les ans, et

Plus la foule est nombreuse, et plus elle est active,
L'un vient, l'autre part, l'un part et l'autre arrive. *

Le genre de vie qu'on mène au Castera est des plus agréables;

Là, par vanité même, on se croit tous égaux;
On s'unit aussitôt et sans préliminaires;
Le besoin rend égaux, les infirmes sont frères.
L'aimable liberté, vers ces antres pierreux,

* Delille.

Sous des habits flottans se promène avec eux ;
L'espérance y paraît d'un air encor timide,
Et c'est là qu'*Esculape* est sans barbe et sans ride. *

PROPRIÉTÉS PHYSIQUES DE L'EAU SULFUREUSE DU CASTERA.

L'eau de la source sulfureuse est limpide et transparente, d'un goût de sulfure, d'une odeur de gaz hydrogène sulfuré qui se dissipe peu d'instans après son exposition à l'air. Sa gravité, comparée à celle de l'eau distillée, est d'un degré de moins ou :: 12 : 13. L'aréomètre y marque le même degré. Le thermomètre de Réaumur s'y élève à 19 $^1/_2$ + °, la chaleur de l'atmosphère étant à 12 + °.

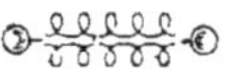

EXAMEN CHIMIQUE.

50 kilogrammes ou 100 livres de cette eau, traitée par distillation et par évaporation, et le résidu par l'alkool, l'eau distillée froide, l'eau distillée bouillante, l'acide acétique, le chlore, etc., ont donné les produits suivans :

* Lemierre.

Air atmosphérique, 5950 centimètres, 92 millimètres ou 300 pouces cubes.

	GRAM.	DÉCIGRAM.	GROS.	GRAINS.
Acide carbonique..........	4	1	0	74
Gaz hydrogène sulfuré, tenant en dissolution, soufre..................	0	30	0	60
Sulfate de soude...........	12	6	3	12
Sulfate de magnésie........	12	7	3	14
Sulfate de chaux...........	12	7 1/2	3	15
Chlorate de soude..........	0	10	0	20
Chlorate de magnésie.	8	6 1/2	2	13
Carbonate de magnésie.....	0	30	0	60
Carbonate de chaux.........	6	6	1	12
Argile......................	1	0 1/2	0	19
Silex........................	1	0	0	18
Fer par approximation.....	0	10	0	20
TOTAL des produits...	67	4 1/2	2 onces.	49 gros.
Perte dans les produits....	0	13	0	24

L'eau de la source ferrugineuse, examinée avec les réactifs seulement, a donné les mêmes résultats que celle de Barbotan; d'où l'on peut déduire que leurs vertus sont identiques.

La sulfureuse convient particulièrement aux affections chroniques des membranes muqueuses; ce qui est prouvé par une foule d'observations recueillies par feu M. Cortade, médecin recommandable, que la mort a enlevé naguère à une clientèle nombreuse, qui conservera longtemps, avec sa famille et ses confrères, le souvenir d'une perte vivement sentie.

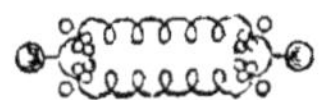

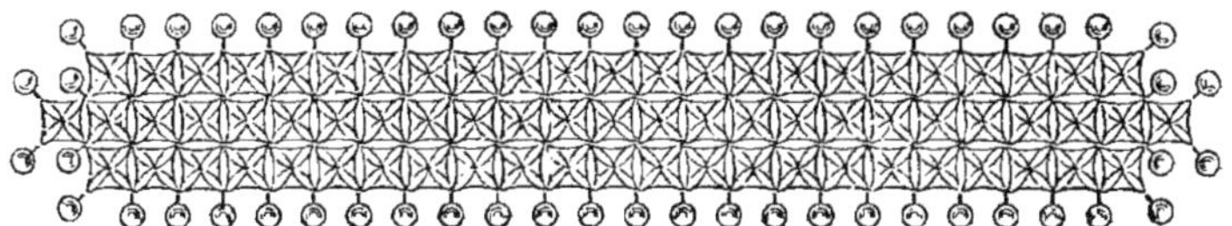

Règne Végétal.

Les principales graines qu'on sème dans ce pays sont le blé, le méteil, l'orge, l'avoine, les pois, les fèves, le maïs, les haricots, les lentilles, le lin, le chanvre, le sainfoin, la luzerne, etc., qui y viennent très-bien, lorsque la terre a été suffisamment préparée et engraissée, et que les semailles se sont faites en temps convenable.

Les arbres les plus communs sont le chêne et l'orme; après ceux-là, l'on compte le tremble, le charme, le frêne, le bouleau, l'érable commun, le saule, le noyer, le cérisier, l'amandiér, le poirier, le pommier, le prunier, le pêcher, l'abricotier, le néflier, etc.

Parmi les arbustes, les dominans sont la ronce, l'aubépine, l'églantier, le troëne, plusieurs saules, le houx, le cornouiller, etc.

L'on trouve dans les vallons, dans les prairies et dans les ruisseaux, presque toutes les plantes en usage pour la médecine. (6)

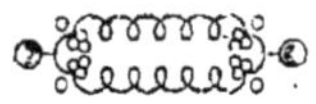

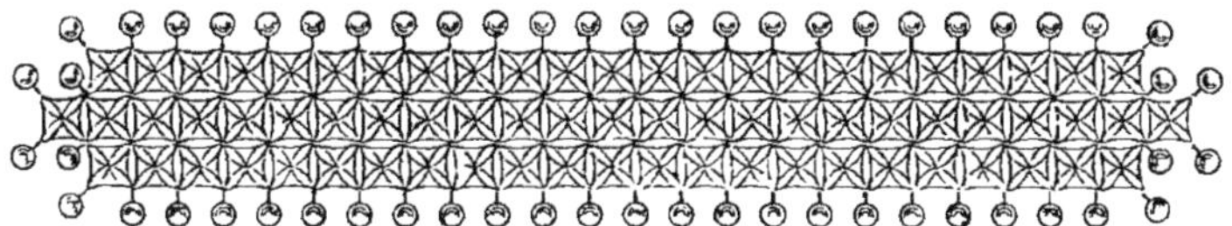

Expositions et Description

DE LA VILLE, DES ÉDIFICES PUBLICS, ETC.

QUOIQU'ASSISE sur une élévation considérable, la ville d'Auch se trouve néanmoins abritée de toutes parts; seulement, elle est moins couverte au nord et au midi, à cause de l'ouverture du vallon. Son sol est calcaire et argileux. Dans les quartiers bas, on trouve des terres rapportées qui ne permettent pas d'y bâtir autrement que sur grille ou pilotis.

Les principales expositions de cette ville sont à l'est, au nord et au midi. Sur chacun de ces trois points, les maisons, entremêlées de terrasses, y sont disposées en amphithéâtre, et offrent à l'observateur, placé sur les coteaux qui l'environnent, un coup-d'œil très-agréable.

Les maisons sont en général bien bâties et bien aérées; leur construction est en pierre, et leur architecture régulière. Toutes ne jouissent pas du même degré de salubrité : celles qui sont adossées aux terrasses sont froides et humides; il en est de même de celles qui sont au bas de la ville où le long de la rivière. Ici, comme dans toutes les autres villes, on voit dans les faubourgs des maisonnettes, ou pour mieux dire, des huttes qui servent de demeure à l'indigence, à la malpropreté et à la paresse.

Les rues, pour le plus grand nombre, sont larges et assez bien dirigées pour permettre à l'air d'y circuler librement. Elles sont presque toutes pavées, mais d'un caillou angulaire et pointu, ce qui, joint à leur position extrêmement déclive, en rend la fréquentation désagréable et fatiguante. (7)

Une chose qui doit fixer l'attention, c'est la faculté qu'ont les bouchers de tuer chez eux, et de s'établir où ils veulent. Il résulte de cette tolérance que, malgré les précautions de propreté indiquées par les réglemens de police, les caillots de sang et les particules animales dont se charge l'eau qu'ils emploient pour laver les tripailles, etc., et qu'ils répandent ensuite dans les rues, s'arrêtent dans l'interstice des pavés, et produisent, dans les chaleurs, des émanations putrides, fétides et insupportables à ceux qui les avoisinent. On peut en dire de même de l'eau corrompue où les marchands ont fait tremper la morue, ainsi que des fumiers qu'on permet de déposer dans les recoins des faubourgs, et dans quelques endroits de l'intérieur de la ville. Il est facile de voir qu'une police sévère peut faire disparaître les derniers inconvéniens, mais il ne saurait en être de même du premier, avant qu'on ait fait construire un abattoir commun: sa situation doit être à la sortie des eaux de la rivière.

Malgré les ravages de la révolution, les édifices publics sont encore nombreux dans cette ville. La cathédrale, dédiée à Sainte-Marie, est une des plus belles églises de France. (8) « Son architecture, dit M. Sentetz, * tient du gothique moderne et de l'arabe, et n'a les défauts ni de l'un ni de l'autre. La grande simplicité de l'édifice et ses heureuses proportions lui donnent un caractère parfaitement conforme à l'objet de sa consécration.

» Les vitraux des chapelles correspondantes aux nefs latérales du chœur sont entièrement de verre de couleur, et composés de grands tableaux représentant des personnages de l'Ancien et du Nouveau Testament.

* Notice descriptive et historique de l'Église de Sainte-Marie d'Auch.

» Dans le soubassement du plan d'architecture qui fait le fond de chaque vitrail, sont, en forme de bas-reliefs, de petits tableaux représentant des traits historiques relatifs aux personnages des grands tableaux.

» Une ancienne tradition dit que la reine Marie de Médicis avait donné l'ordre de les transporter tous à Paris, mais que le chapitre réussit à le faire révoquer. »

Le palais archiépiscopal, (9) attenant à Sainte-Marie, contribue, par sa beauté et son élégance, à faire ressortir la magnificence de cette église.

Outre ces deux édifices du premier ordre, Auch possède encore un très-beau séminaire, (10) qui a été remis sur son ancien pied; un collége (11) d'une construction très-belle, et dont les différentes chaires sont occupées par des hommes capables de faire renaître son antique renommée; enfin un hôpital qui ne le cède à aucun autre pour la situation, la régularité de la bâtisse et la distribution intérieure. Je parlerais de la propreté et des soins prodigués aux malades dans cet hospice, où l'on admet les bourgeois du département et les militaires, si l'on ne savait que ces avantages se rencontrent dans tous les établissemens de cette nature, dirigés par ces filles vertueuses, que l'amour de l'humanité clôture dans leur sein. *

* Là, des femmes portant le nom de Sœurs,

Presque tous les autres édifices publics, tels que l'hôtel de la préfecture, celui de la commune, etc., de même que les promenades, la place royale, plusieurs rues, et les superbes routes qui mettent cette ville en communication avec Toulouse, Bayonne, Agen et Condom, doivent leur existence à un de ces hommes rares, qui, après avoir sacrifié au bien public leur repos et leur fortune, n'emportent d'autres regrets dans la tombe que celui de n'avoir pu faire assez. Cet homme, que j'ose appeler extraordinaire, fut M. d'Étigny..... (12) Sa mémoire sera toujours chère aux Auscitains, et sa perte serait regardée encore aujourd'hui comme irréparable, si l'on n'avait la satisfaction de voir marcher sur ses traces M. le baron de Lascours, magistrat

D'un zèle affectueux prodiguent les douceurs.
. . . .
O courage touchant! Ces tendres bienfaitrices,
Dans un séjour infect où sont tous les supplices,
De mille êtres souffrans prévenant les besoins,
Surmontent les dégoûts des plus pénibles soins,
Du chanvre salutaire entourent leurs blessures,
Et réparent ce lit témoin de leurs tortures,
Ce déplorable lit dont l'avare pitié
Ne prête à la douleur qu'une étroite moitié.
De l'humanité même elles semblent l'image;
Et les infortunés que leur bonté soulage,
Sentent avec bonheur, peut-être avec amour,
Qu'une femme est l'ami qui les ramène au jour.

LEGOUVÉ. *(Mérite des Femmes)*.

aussi digne de la confiance du gouvernement, que de l'attachement qu'ont pour lui ses administrés. (13)

C'est encore à l'illustre intendant d'Étigny qu'est due la généreuse pensée de créer un de ces établissemens précieux ouverts à tous les genres d'infortune, notamment aux fous et aux infirmes des deux sexes et de tous les âges; en un mot, un véritable hospice connu aujourd'hui sous le nom de *Maison de Secours*. Ce n'a été toutefois qu'en 1770, sous l'intendant de Journet, que ce philantropique projet a reçu son exécution. Approprié d'abord aux besoins de l'époque, le local s'est trouvé par la suite insuffisant et trop voisin des belles casernes qu'on bâtit dans ce moment; (14) ce qui a décidé M. de Lascours à acquérir, au nom du département, l'ancien couvent des Capucins, bâtiment spacieux, où l'on a fait toutes les réparations qu'exigeait sa nouvelle destination.

Quoique ce local possède sur l'ancien des avantages incontestables, tant sous le rapport de la situation que sous celui de la distribution intérieure, qui offre les plus grandes commodités pour le service, néanmoins, en l'examinant en détail, on s'aperçoit avec peine que l'architecte a donné beaucoup plus d'attention aux règles de son art, qu'aux lois de l'hygiène. Les loges des aliénés, par exemple, ne sauraient être plus mal placées, à cause de leur exposition au couchant. * L'observation prouve, en effet, que cette exposition est des plus meurtrières, surtout pour des individus que la nature des maladies dont ils sont atteints rend plus impressionables que toute autre aux influences atmosphériques. On s'étonne d'autant plus du choix qu'on a fait d'une position aussi vicieuse, qu'on pouvait disposer d'un emplacement plus convenable.

Les dimensions des salles, en général, sont dans un rapport assez exact ** avec le mobilier et le nombre de personnes qu'elles doivent contenir; mais on regrette que les accoudoirs des croisées soient trop hauts, que les croisées elles-mêmes soient trop petites, et que la plupart des salles n'en aient que d'un seul côté. Les conséquences fâcheuses qui résultent d'une disposition pareille sont : 1° que l'air, chargé des miasmes délétères qui s'exhalent des malades, reste

* *Quandoquidem qui ab occasu spirant venti, automno ferè similes sunt, similisque est hic civitatis situs, quoad dici mutationem quod multum inter mutationum et vespertinum tempus intercedit.*

HIPPOCRATES, *de Aere, Locis et Aquis*, *pag.* 256.

** On s'est assuré par des calculs exacts que la portion d'air qu'un malade doit avoir à respirer, pour ne pas trouver un danger de plus dans les qualités de l'atmosphère, est de six toises et demi cubes, ou environ douze mètres. (*Journal complémentaire du Dictionnaire des Sciences médicales*, tom. 9, pag. 208).

stagnant jusqu'à la hauteur des accoudoirs; 2° qu'au dessus de cette hauteur l'air peut difficilement se renouveler faute de courant; 3° enfin, que lorsque le vent souffle du côté où sont les croisées, on est forcé de les tenir fermées et de consommer l'air pur que ces salles contiennent. On peut remédier jusqu'à un certain point à ces inconvéniens majeurs, en établissant dans chaque salle des ventillateurs placés de distance en distance, et au niveau du plancher.

Si l'administration, dont le zèle pour la prospérité de cet établissement est sans bornes, se décide à faire améliorer la construction des latrines, amélioration que l'odeur infecte qu'elles répandent fait vivement désirer, l'architecte chargé de ce soin doit avoir égard à plusieurs considérations importantes. Il faut que les latrines d'un hôpital quelconque ne soient jamais à fosses fermées; que leur odeur ne puisse pénétrer dans les salles; qu'elles soient parfaitement voûtées; que des portes d'un bois très-fort, garnies d'un poids sur poulie, les ferment exactement. La construction du siége n'est pas indifférente à beaucoup près; qu'il soit bien isolé : que les matières tombent de la lunette directement dans la fosse sans s'attacher aux murs; que des dalles placées au devant du siége soient disposées sur un plan incliné et creusées de rigoles pour faciliter l'écoulement de l'urine. On pourrait très-facilement faire jouir cet établissement de l'utile découverte des fosses mobiles inodores dont on peut voir le modèle dans le tome 2 du Journal complémentaire du Dictionnaire des Sciences médicales; alors les frais d'amélioration seraient moins grands.

En désirant ardemment, dans l'intérêt des malheureux que cette maison renferme, que tous ces changemens, d'une nécessité absolue, se fassent le plutôt possible, (15) je souhaite aussi que l'administration adopte l'heureuse idée de substituer des lits en fer aux lits en bois. Ces lits, comme on ne saurait en disconvenir, sont plus propres que les autres; ils occupent moins d'espace; ils sont plus solides; ils offrent aux punaises moins de moyens d'exister et de se propager, et, à raison de leur durée, ils sont beaucoup plus économiques.

L'école d'accouchemens (16) qui vient d'être formée dans la *Maison de Secours*, doit être placée au rang des bienfaits que M. de Lascours répand avec profusion dans ce département. Cette institution, tout-à-fait nouvelle pour ce pays, présente aux élèves sages-femmes l'avantage inappréciable de l'instruction-pratique unie aux leçons de théorie. Ce mode d'enseignement, si bien entendu, ne saurait avoir que d'heureux résultats. Espérons donc de cette école tout le bien que son fondateur a eu en vue de produire; espérons, dis-je, qu'elle fournira des sujets assez habiles pour que désormais personne ne puisse dire comme M. *Balguerie*,* « qu'un genre » d'instruction le plus important et le plus essen- » tiel à la société, puisque c'est celui qui conserve » la vie ou procure la mort, n'est connu nulle » part dans le département du Gers. Les femmes » dont les accouchemens sont laborieux, y péris- » sent sans secours, ou n'en reçoivent que de » mains meurtrières. » **

* Voyez la *Topographie du Département du Gers*. Paris.

** L'opinion de ce magistrat, qui paraît comprendre dans sa rigueur les sages-femmes et les chirurgiens, pouvait être fondée dans un temps où il suffisait, pour obtenir ce dernier titre, de produire un certificat d'études faites entre le peigne et le rasoir, accompagné d'une somme d'argent, comme cela se fait encore pour la réception des officiers de santé dans les départemens; mais, depuis qu'une instruction d'un tout autre genre est exigée de la part de ceux qui se destinent à la pratique de l'art de guérir (les officiers de santé exceptés), les Facultés nous fournissent tous les jours des chirurgiens instruits, et aujourd'hui, sous ce rapport, le département du Gers n'est pas plus au dépourvu qu'un autre.

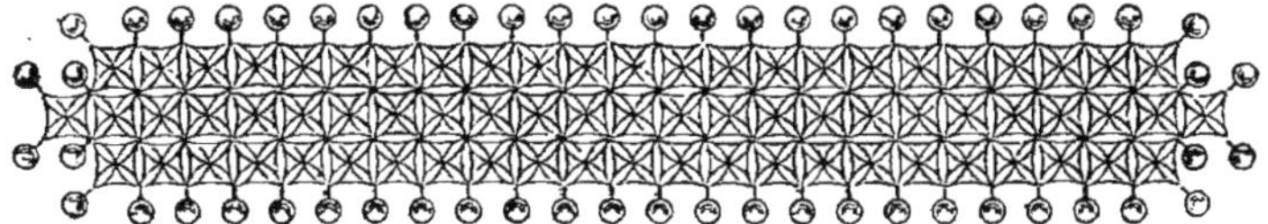

De l'Eau et des Fontaines.

On ne boit guère à Auch que de l'eau de fontaine. Les deux principales, celles où l'on puise le plus ordinairement, sont situées l'une dans le quartier Saint-Pierre, et l'autre sur la place royale. Leurs sources, peu distantes de la ville, y sont amenées dans des tuyaux de terre cuite garnis de maçonnerie. Toutes les deux ont le double inconvénient de tarir pendant les grandes chaleurs de l'été, et de se troubler dans le temps des pluies. Hors cette dernière circonstance, l'eau de la fontaine Saint-Pierre est limpide, légère, sans odeur, et les expériences analytiques n'y ont rien démontré de nuisible.

La fontaine de la place royale est la plus centrale, et, par cela même, la plus commode; mais l'eau qu'elle donne ne possède pas, à beaucoup près, les qualités de la précédente : elle tient constamment en dissolution une grande quantité de terre calcaire, ce qui ne peut qu'être préjudiciable à la santé des personnes qui en font un usage habituel. Cette fontaine, susceptible d'améliorations, tant sous le rapport de l'abondance, que sous celui de la qualité de l'eau, ne pouvait pas manquer de fixer l'attention d'un magistrat dont la sollicitude sait s'occuper, même au milieu des travaux les plus pénibles de l'administration, de tout ce qui peut être utile aux habitans de cette ville. Le plan depuis long-temps projeté à ce sujet va enfin recevoir son exécution; et cet ouvrage, d'une utilité générale et incontestable, ne sera pas un des moindres titres que M. le préfet s'acquiert tous les jours à la reconnaissance des Auscitains.

Il serait à souhaiter qu'une nouvelle fontaine fût construite sur la place de la Treille. Le plan incliné ou la pente qui se trouve naturellement dans le trajet de la fontaine dite des *Trois Barriques*, placée hors la ville, jusqu'au lieu indiqué, rendrait l'exécution de ce projet facile : il en résulterait le double avantage de l'utilité et de l'agrément. Dans un but d'utilité plus grand encore, on pourrait, au moyen de canaux souterrains, conduire l'eau superflue de cette fontaine dans l'intérieur des nouvelles casernes; avantage très-grand pour la commodité du soldat et la propreté du bâtiment.

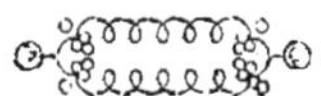

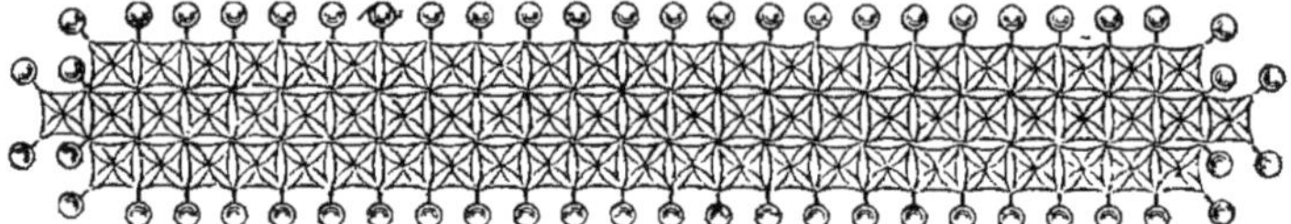

De l'Air, des Vents et des Météores.

L'AIR qu'on respire à Auch peut être assimilé, par sa nature, à celui de la montagne, lequel, presque constamment agité, ballotté par les collisions qu'il subit dans le détroit des vallons où il circule, électrisé par le frottement souvent répété de ses molécules, rafraîchi par la transpiration des végétaux qui verdissent en tout temps les collines, dégagé enfin, à raison de son élévation, des matières étrangères qui s'évaporent de la terre, etc., est pur, frais, dense, électrique, et possède, en un mot, toutes les qualités qu'il doit avoir pour servir de source et de soutien à la santé *. Si quelque chose est capable de rendre l'atmosphère de cette ville moins pure, ce sont les exhalaisons vaseuses qui s'échappent du bassin que forme le Gers en face de la ville, lorsque les eaux sont basses, ainsi que des deux ruisseaux qui courent l'un dans le quartier de Juillan, et l'autre dans celui du Caillaou. Mais heureusement, ces effluves, dont l'action est très-perni-

* L'air qu'on respire sur les hauteurs a toujours été considéré comme plus vif, plus élastique et plus pur que celui des bas-fonds ou de la plaine. Les Chinois, au rapport des missionnaires, sont si bien persuadés de cette vérité, qu'ils vont remplir des ballons d'air sur les montagnes très-élevées pour le vendre aux habitans des villes. Malgré cela, il ne faut pas croire que le même air, pour si pur qu'il soit, puisse convenir à tous les tempéramens et à toutes les maladies. Une habitation où l'on respire un air vif et éminemment élastique, n'est pas moins contraire aux personnes très-délicates, à celles qui ont la fibre sèche, irritable, ou qui sont sujettes aux crachemens de sang et à des affections habituelles de poitrine, que ne l'est aux individus humides, relâchés, aux personnes qui ont originairement ou accidentellement la fibre molle et sans ressort, qui éprouvent déjà ou qui sont à la veille d'éprouver des stases, des engorgemens ou des épanchemens lympatiques, une habitation dont l'air est humide, lentement renouvelé et chargé des vapeurs de la terre. Il en est de même de certaines convalescences qui demandent tel air de préférence à tout autre; c'est au médecin à indiquer celui qui convient le mieux.

cieuse quand elle est permanente, sont assez promptement dissipés et emportés par les vents de l'est et de l'ouest qui soufflent alternativement les trois quarts de l'année. Les vents des divers autres points de l'horizon ne soufflant que par intervalles, et à des époques indéterminées, ont sur nous une action moins continue, mais plus marquée; car, les grands changemens qui surviennent dans l'atmosphère, ont toujours lieu sous leurs courtes intercurrences. Ainsi, par exemple, le sud-ouest manque rarement, surtout en été, d'amener la pluie et des orages; et celui du nord, les froids les plus vifs en hiver. Un léger vent du nord-est qui se fait communément sentir aux deux crépuscules, et qui, par sa fraîcheur, nous procure en été des soirées et des matinées délicieuses, sert encore à dégager l'air qui nous environne des particules étrangères et nuisibles dont il peut se charger, ainsi que des brouillards qui s'élèvent ordinairement, pendant la nuit de l'automne, sur la rivière.

Les causes d'insalubrité que je viens de faire connaître, n'étant, le plus souvent, que passagères, ne peuvent pas être comparées à celles qui résultent des vicissitudes soudaines dans les dispositions de l'air, auxquelles nous sommes si exposés, à la disproportion dans la température, qui est toujours trop sensible d'un jour à l'autre, du jour à la nuit, du matin au soir. Il n'est pas rare, en effet, d'éprouver, dans la même semaine, et quelquefois dans le même jour, les impressions successives du froid et du chaud, du sec et de l'humide, et de voir un zéphir paisible remplacer tout-à-coup un aquilon fougueux. C'est à cette inconstance dans l'atmosphère, à ces intempéries presque continuelles et toujours extrêmes, qui renversent en quelque sorte l'ordre naturel des saisons, qu'on doit rapporter la grande difficulté qu'on éprouve lorsqu'on veut assigner un terme à ces dernières. Leur marche est tellement désordonnée *, que tout ce qu'on

* En compulsant l'histoire des constitutions annuelles que les anciens ont laissé, on est convaincu que chaque saison correspondait, par rapport à la température, à la saison de l'année précédente. Aujourd'hui, il n'en est plus de même; et le changement que nous éprouvons d'une manière si sensible dans ces contrées, paraît être général dans tout le monde connu. Les phénomènes géologiques et l'histoire fournissent des preuves incontestables à cet égard. Par les premiers, on acquiert, en effet, la certitude qu'il régnait autrefois une température élevée dans les pays qui sont extrêmement froids maintenant, car on y trouve une quantité prodigieuse de débris d'animaux et de végétaux qui ne peuvent vivre que dans des climats très-chauds. Des faits historiques ne prouvent pas moins que les régions situées au nord jouissaient, il y a quelques siècles, d'une douce température. La Tartarie était autrefois un pays tempéré, au rapport de *Justin*. L'Islande était couverte de forêts, et, de nos jours, le froid y est si vif, qu'il n'y croît plus que quelques arbres rabougris. S'il faut en croire *Hérodote* (liv. 1), l'Assyrie jouissait, de son temps, d'un printemps et d'un équinoxe continuel; la

peut en dire, pour la faire connaître d'une manière générale, se réduit aux faits suivans.

nature y était toujours riante, et la terre y était tellement fertile, qu'un grain en produisait deux cents, et trois cents dans les années heureuses; les feuilles du froment et de l'avoine y avaient quatre doigts de large, et le millet, ainsi que le sesame, égalait les arbres en hauteur. Ce climat, si fait pour être le berceau du monde, a bien changé, puisqu'aujourd'hui tous les voyageurs s'accordent à faire de la partie la moins élevée de l'Assyrie, et surtout de la Chaldée, une espèce de zone torride : il y règne ordinairement une sécheresse continue pendant huit mois de l'année; quelquefois, il se passe trente mois sans qu'il tombe une goutte d'eau, et les habitans, accoutumés à cet abandon de la nature, sont satisfaits quand il pleut deux ou trois fois par an. (Voyez *Ranwolf's*, part. 2, chap. 6, pag. 152.) Tous ces faits réunis prouvent évidemment que la température de nos climats n'est plus la même qu'elle était autrefois. A quelle cause rapporter ce changement? Les uns croient qu'il faut l'attribuer au défaut de parallélisme qui est insensiblement survenu, et qui augmente chaque jour de la même manière entre l'axe de l'équateur et le plan de l'écliptique; les autres, au contraire, veulent qu'il dépende des divers tremblemens de terre qui se sont opérés à différentes époques. Je laisse aux savans à décider sur ce point; mais, ce qu'il y a de bien assuré, c'est que le soleil ne correspond plus perpendiculairement à l'équateur, et que les peuples ont cessé de jouir des mêmes avantages.

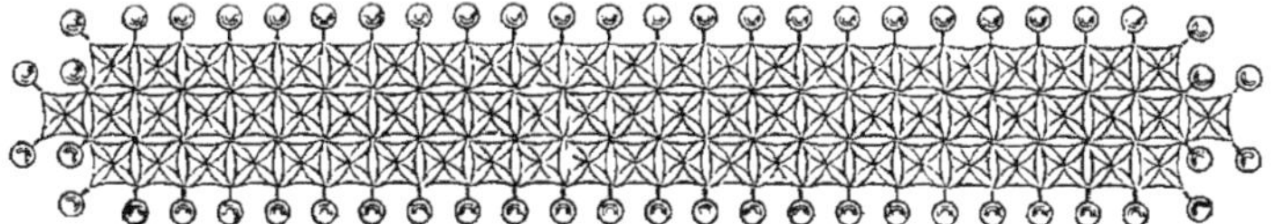

De la Marche des Saisons,

ET DE LEURS TEMPÉRATURES.

Le mois d'octobre est brumeux, froid et pluvieux; les brouillards sont moins communs dans les mois qui suivent ; mais les pluies se soutiennent, et les frimats, la neige et la gelée se succèdent par gradation jusqu'en février, pour diminuer ensuite jusqu'en mai. A cette époque, la chaleur commence à être forte ; le tonnerre, qui déjà s'était fait entendre dans les mois précédens, est plus fréquent et la grêle plus commune et plus abondante. Ce tumulte atmosphérique ne s'apaise que vers la fin de juin, sans que pour cela les alternatives de froid et de chaud cessent : elles ont coutume de se prolonger jusqu'en juillet. Dans ce dernier mois, ainsi que dans le suivant, la chaleur est quelquefois aussi excessive que le froid est violent dans celui de janvier. On a vu le thermomètre de Réaumur marquer 31° d'élévation au mois d'août, et en janvier 9 -°, froid des plus rigoureux pour le climat. Dès les premiers jours de septembre, les soirées et les matinées sont assez froides pour obliger de se vêtir à ces heures comme en hiver, si l'on veut éviter les accidens qui en dérivent.

Maintenant, si, comme l'a fait Hippocrate, nous divisons l'année médicale en quatre saisons, printemps, été, automne et hiver, et qu'à son exemple nous assignions pour terme à chacune d'elles la disparition et le retour dans le ciel de certaines constellations, dont, au reste, l'influence est sensible, nous pouvons déduire de ce qui vient d'être dit que le printemps qui commence à l'équinoxe et finit au lever des pléiades (13 mai), est ordinairement pluvieux; que l'été qui débute au lever des pléiades et se termine au lever d'Arcturus (13 septembre), est chaud, sec et orageux ; que l'automne qui comprend depuis le lever d'Arcturus jusqu'au coucher des pléiades (11 novembre), est brumeuse et d'une température variable; que l'hiver enfin qui commence au coucher des pléiades et se ferme à l'équinoxe du printemps (26 mars), est froid et humide.

Sydenham partage l'année médicale en saisons printanière et automnale; le solstice d'été et celui d'hiver sont les termes qu'il leur assigne.

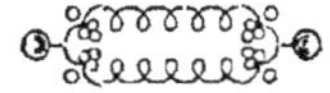

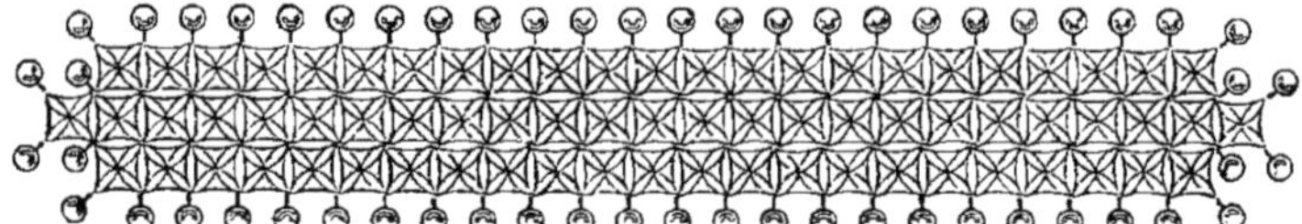

De la Population et de ses Mouvemens.

La ville d'Auch n'est pas très-peuplée, puisque dans 1280 maisons, elle ne contient que 6684 ames, ce qui ne fait pas six personnes par maison. * Ce défaut de population provient, ce me semble, de ce que cette ville manquant de manufactures et de commerce, un grand nombre d'individus, surtout les jeunes gens, vont chercher ailleurs ce que la fortune ne leur aurait sans doute jamais accordé chez eux. Cette émi-

* La commune entière possède 9670 ames, et 1879 maisons.

gration servirait seule à expliquer la disproportion numérique qui existe entre les sexes, si l'on ne savait que les guerres et les conscriptions que nous avons eu à supporter pendant si long-temps ont également contribué à affaiblir la population masculine. Une autre cause de cette disproportion peut être aperçue dans le tableau qui suit. Il indique, en effet, que le nombre des naissances, pendant dix années, surpasse celui des décès de 374 individus; que, pour le sexe masculin, la totalité des naissances égale celle des décès, tandis que, pour le féminin, les naissances surpassent les décès de 374. Il résulte de là que la population masculine se trouve, par les décès, moindre que celle des femmes de 374 individus. D'où l'on peut aussi conclure que, toute proportion gardée, il meurt à Auch beaucoup plus d'hommes que de femmes.

TABLEAU DES NAISSANCES ET DES DÉCÈS A AUCH, PENDANT DIX ANNÉES. (17)

ANNÉES.	NAISSANCES.			DÉCÈS.		
	GARÇONS.	FILLES.	TOTAUX.	HOMMES.	FEMMES.	TOTAUX.
1811.	185	143	328	171	89	260
1812.	181	172	353	234	66	300
1813.	169	100	269	262	138	400
1814.	141	124	265	273	104	377
1815.	122	132	254	99	88	187
1816.	164	107	271	99	72	171
1817.	145	134	279	156	108	264
1818.	156	118	274	105	91	196
1819.	174	146	320	103	92	195
1820.	170	148	318	105	102	207
Totaux.	1607	1324	2931	1607	950	2557

Il suffit, je pense, de jeter les yeux sur les colonnes de ce tableau, qui indiquent les naissances, pour se convaincre que chaque année, quelle qu'ait été sa température, a constamment donné plus de garçons que de filles; la seule année 1815, qui fut chaude et sèche, a donné 10 filles de plus que de garçons. Ces faits, il faut en convenir, ne s'accordent guère avec l'opinion de ceux qui croient que, dans les années chaudes, il naît plus de garçons que de filles, et que, dans les années froides et pluvieuses, il naît, au contraire, plus de filles que de garçons. Mais quelle est cette bisarrerie de la nature de ne vouloir se plier aux systèmes brillans qu'enfante l'imagination des hommes? On a dit également qu'il y a plus fréquemment des séries, tantôt du sexe mâle, tantôt du sexe femelle, soit pour naître ou pour mourir, qu'il n'y a de ces individus isolés. Cette assertion peut être vraie, quoique rien ne le prouve dans ce résumé général; pour être vérifiée, on aurait besoin d'un tableau beaucoup plus détaillé, ce que je n'ai pu me procurer.

Quoi qu'il en soit, en prenant le terme moyen des naissances et celui des décès, et qu'on les compare à la totalité de la population, on verra, qu'année commune, il naît à Auch un individu sur 23, et qu'il en meurt un sur 26.

Les garçons sont ordinairement pubères vers la quatorzième ou quinzième année, et les filles, entre la douzième et la treizième. Les femmes sont, en général, fécondes depuis l'âge de quinze ans, jusqu'à celui de 45, et c'est dans cet espace de temps que commence et cesse leur menstruation.

Soixante ans constituent la durée moyenne de la vie ; à cet âge, on est vieux : cependant, plusieurs personnes, les femmes surtout, poussent leur carrière bien plus loin ; on en voit, en effet, de 90 à 95, et même 100 ans. Dans le tableau des mortalités, que j'ai sous les yeux, j'y vois une femme qui est morte, en 1819, âgée de 104 ans, et un homme mort la même année à l'âge de 103.

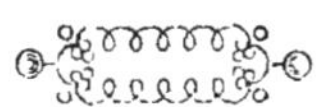

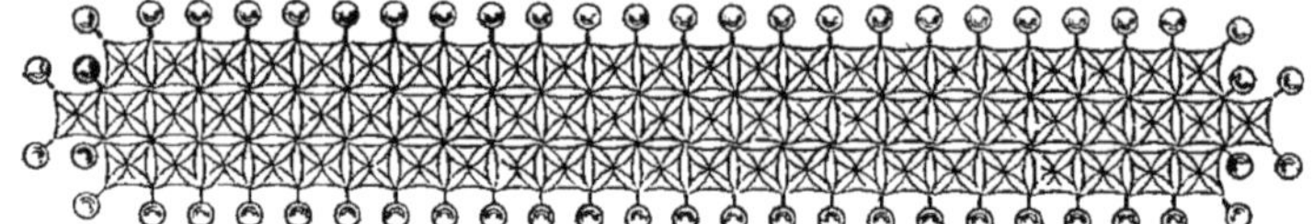

Des Auscitains,

DE LEUR TEMPÉRAMENT, DE LEURS MOEURS, DE LEUR GENRE DE VIE ET DE LEURS MALADIES.

Les habitans d'Auch, généralement forts et bien constitués, sont d'un tempérament mixte, qui tient du sanguin et du bilieux. Leur taille est moyenne, leur teint brun, leurs cheveux noirs et leur physionomie ouverte. Vifs, courageux, sensibles, irritables même dans l'occasion; mais naturellement bons et généreux: tels sont les principaux traits de leur caractère.

Tout ce qu'on débite sur le compte des Gascons est grossi à la loupe parisienne. Il est vrai que leur esprit, leur gaîté, leurs saillies heureuses, les hyperboles de leur patois et leur accent particulier leur donnent, hors de chez eux, quelque chose de plaisant, et même d'extraordinaire; ce qui leur a valu la réputation de fanfarons et d'exagérateurs; mais on peut assurer qu'ils ne le sont réellement qu'autant que les autres le sont moins. On conviendra, en effet, qu'il est tout aussi naturel à un Gascon d'entendre trotter une mouche sur les clochers de Notre-Dame, qu'il l'est à un Parisien de la voir courir.....

« Outre leur réputation d'être fanfarons et exagérateurs, les Gascons ont encore celle, tout aussi peu méritée, d'être rusés, pour ne pas dire faux dans le commerce de la vie. Le citoyen *Dralet*, qui est du département des Forêts, et qui a resté plusieurs années dans celui du Gers, dit, dans sa topographie de ce dernier département, que les habitans sont francs, bons, hospitaliers, et fidèles en amitié. Cependant, les Gascons sont rusés; mais leurs ruses appartiennent plus à leur esprit qu'à leur cœur, et elles sont, si l'on peut parler ainsi, plus défensives qu'offensives. Un Gascon va rondement avec les étrangers; mais s'il s'aperçoit qu'ils veulent le prendre pour dupe, il s'arrangera pour ne pas l'être; et il le sera bien rarement. Dans une lutte de ruses, l'avantage sera pour lui, et il aura même, s'il a en tête un adversaire méfiant, assez d'esprit et de finesse pour n'employer que des procédés simples et droits. Il n'est peut-être pas d'étranger qui, en séjournant dans le département du Gers, n'ait perdu les préventions qu'il avait apportées contre ses habitans, en arrivant parmi eux. » *

Le genre de vie que mènent les Auscitains est relatif à leur état et à leur fortune. Les riches, dont la classe est peu nombreuse, sortent rarement des bornes que prescrit une vie douce et uniforme; en évitant les excès et les passions trop vives, ils usent modérément de tous les plaisirs, ils jouissent avec sagesse. Leurs récréations ordinaires sont la chasse, la promenade et les parties de jeu qui n'animent point trop. Les occupations littéraires forment un autre genre de délassement qu'ils savent apprécier, et dont ils usent, en général, avec cette modération qui met à l'abri des suites fâcheuses qu'entraînent après eux les excès, à quelque espèce qu'ils appartiennent. Le fond de leur nourriture est composé d'un pain de froment des plus beaux, de bonne viande de boucherie, de légumes tendres et succulens, de volailles bien engraissées, et de gibier de différentes espèces. Ils boivent un vin mûr du cru de nos meilleurs coteaux, avec l'eau la moins mauvaise de la ville. Le café et les liqueurs, après le repas, ne sont pas en usage chez tous. Les vins étrangers sont ordinairement réservés pour les festins.

* *Annuaire du Gers pour l'an XI.*

Les marchands et les gens de métiers forment à Auch ce qu'on nomme le corps des bourgeois. Parmi les derniers, il en est peu qui ne soient aussi cultivateurs, étant presque tous propriétaires de quelque portion de terre. La fenaison, la moisson, la vendange et tous les genres de travaux champêtres, les occupent successivement avec ceux de leurs ateliers. Quoique la majeure partie jouisse d'une aisance honnête qui serait bien plus grande et plus générale, si des débouchés convenables permettaient un débit facile des denrées, néanmoins, ils vivent, pour la plupart, frugalement, soit par habitude, ou par esprit de tempérance ou d'économie. Leurs répas consistent en de copieuses soupes aux choux, aux pois, aux haricots, etc., où ils mettent, pour assaisonnement, un morceau d'oie confite et de lard salé; ils ne mangent guère de la viande de boucherie que le dimanche et les jours de fête. Rarement ils ont d'autres mets que ce que fournit le pot: leur bonne chère se mesure toujours à sa fortune. Leur pain est de pur froment, d'où l'on a séparé une plus ou moins grande partie de fleur; il est, en général, de bonne qualité et de bon goût. Le vin qu'ils boivent est communément de deux ou trois années, selon la réussite des vendanges; quelques-uns le boivent nouveau, et avant qu'il ait eu le temps de perdre sa première austérité, soit qu'ils l'aiment tel, soit que leurs facultés ne leur permettent point d'en attendre la correction.

Les marchands, en général, sans être moins sobres que les artisans, ont cependant une table plus garnie; leurs alimens sont mieux choisis et apprêtés d'une manière plus délicate.

Quelque grande que soit la frugalité des artisans, elle est bien plus grande encore chez ceux qui vivent uniquement de leur profession mécanique, tels que les manœuvres, les journaliers, etc., dont la détresse est toujours en rapport avec le nombre de leurs enfans. Les gens de cette classe, hors le dernier jour du carnaval et ceux des grandes fêtes, ne mangent point de viande: leur nourriture est purement végétale, et l'accommodage n'en réveillerait guère plus l'appétit d'un friand, que leur pain noir composé de tout ce qui reste de la farine de froment, après qu'on en a ôté la fleur, et seulement une petite quantité de son. Pendant l'hiver, ils se nourrissent, pour la majeure partie, avec des *armotes* ou *millas*, qui n'est autre chose que de la farine de maïs cuite à l'eau avec un peu de sel. Cette bouillie, qui pourrait être comparée au brouet des Lacédémoniens, est pour eux et pour les habitans de nos campagnes d'un grand régal, lorsque surtout, après en avoir mangé une pleine assiette, ils peuvent l'arroser avec autant de piquette, boisson dont ils s'abreuvent toute l'année, au moins ceux qui ont la faculté de s'en procurer; car, il en est qui, manquant absolument du nécessaire, manquent, par conséquent, d'argent pour l'achat, et, à plus forte raison, pour payer les droits d'entrée, qui sont aussi forts que ceux du bon vin : ce qui les condamne à l'eau pure. La piquette se fait en pressurant ce qui reste encore de suc au raisin, sur lequel on a jeté beaucoup d'eau, après que le meilleur jus en a été extrait par la première et la seconde serre. Cette boisson acidule, légèrement astringente et tonique, étanche agréablement la soif et rafraîchit beaucoup ; elle convient mieux en été qu'en hiver, et lorsqu'elle est de fraîche coulée. Les vertus de la piquette la mettent au dessus de nos meilleures tisanes, dans les fièvres adynamiques, et, en général, dans toutes les maladies qui dépendent d'un abattement des forces vitales, où les acides végétaux sont indiqués. On peut, selon l'exigence du cas, la rendre plus ou moins faible au moyen de l'eau.

Si, parmi le menu peuple, dont le penchant pour le mariage augmentera vraisemblablement toujours le nombre des familles indigentes, il en est qui sont naturellement portés à gagner leur vie, et la gagnent, en effet, à force de travail, il en est d'autres, au contraire, qui, non par raison d'âge ou d'infirmités, mais uniquement par paresse et par goût pour la *mendication*, passent leur temps dans l'inaction totale. Ce qu'il y a de plus blâmable dans la conduite de cette espèce de gens, c'est qu'en élevant leurs enfans à ce genre de vie, ils les habituent à la fainéantise et à l'effronterie, qualités suffisantes pour faire des mauvais sujets, des êtres plus dangereux qu'utiles à la société. Il est donc à souhaiter que les abus de cette sorte disparaissent. On y parviendrait, ce me semble, en expulsant de chaque commune les mendians des communes étrangères, et en défendant, sous une peine quelconque, à tout individu bien portant et capable de gagner sa vie, de mendier; à la charge par la commune à laquelle appartiennent ces individus, de les employer à des travaux d'utilité publique, lorsqu'ils ne trouveraient pas de quoi s'occuper chez les propriétaires. Quant aux indigens infirmes, graces à la sollicitude paternelle de M. le préfet, un asile, où ils reçoivent tous les traitemens que leur situation exige, vient de leur être ouvert. Une maison pour les secours à domicile vient également d'être fondée; et si, à cette classe, qui est d'autant plus intéressante qu'elle est malheureuse, il reste encore quelque chose à demander, ce ne peut être que les bénédictions du ciel pour leur bienfaiteur.

La manière de vivre des deux sexes étant, à certaines modifications près, la même chez les individus de la même classe, je crois inutile d'entrer dans des détails à cet égard. J'observerai cependant que les femmes qui ont de la fortune se nourrissent, en général, trop bien pour le peu de mouvement qu'elles se donnent. La plupart, en effet, bornent leurs exercices à aller à l'église, à faire quelque visite de bienséance, et à quelques quarts d'heure de promenade dans les beaux jours. Les filles, quoiqu'aussi sédentaires que leurs mères, savent néanmoins profiter de toutes les occasions de plaisir qui se présentent; elles se livrent surtout avec passion à la danse, et en supportent étonnamment la fatigue sans en être incommodées. Il est rare d'en voir une qui ait les pâles couleurs.

Le costume de la femme de l'artisan n'a point changé depuis des siècles; celui des femmes riches, des femmes du bon ton, au contraire, varie selon la mode; mais la mode n'est malheureusement pas toujours d'accord avec les principes de santé. Si l'autre jour elle exigeait une gorge demi-nue, aujourd'hui elle veut de plus une taille mince et des hanches saillantes, ce qui ne convient guère au grand nombre de personnes chez qui le hasard ne favorise point de tels caprices. En serrant trop fortement le corps, on comprime les organes du bas-ventre et ceux de la poitrine, et, par là, on met obstacle à la liberté de leurs fonctions. Encore, cette compression portant sur les vaisseaux sanguins, arrête, ou du moins ralentit la marche de la circulation, d'où résulte, 1° un abord difficile du sang dans les parties où il doit se répandre; 2° un défaut de nutrition de ces mêmes parties; 3° enfin, une débilité organique qui ne peut que devenir funeste, lorsqu'elle est de longue durée.

J'ai été à portée de voir plusieurs personnes, jouissant d'ailleurs d'une très-bonne santé, éprouver des lipotimies et la syncope même, pour avoir le corset trop serré. Chez d'autres, la même cause a produit des avortemens suivis d'accidens redoutables. Ne peut-on pas être bien sans s'exposer à autant de dangers?... Les institutrices de Cypris lui répétaient souvent :

Que vos graces soient naturelles ;
Ne les contrefaites jamais :
Dès que l'on veut courir après,
On commence à s'éloigner d'elles.

DEMOUSTIER. (*Éducation de Vénus*).

En se rappelant tout ce qui a été dit jusqu'ici sur la situation, l'air et l'eau de cette ville, sur le tempérament et la manière de vivre des habitans, il est facile de voir qu'il n'existe, à Auch, aucune cause manifeste et permanente de maladie. Aussi, les affections *endémiques* proprement dites y sont-elles inconnues, à moins qu'on ne veuille considérer comme telles les fièvres intermittentes qui y règnent, quoique d'une manière très-discrète, en automne et au printemps. Les praticiens de cette ville ont fait la remarque que ces fièvres sont plus répandues dans la basse ville que dans la haute; ce qui tend à prouver que l'influence des localités a quelque part à leur production; mais, cette influence, qu'au reste on ne peut pas révoquer en doute, est bien moins énergique que celle des saisons, puisque dans des localités différentes, ces maladies paraissent aux mêmes époques, et avec un appareil de symptômes tout semblable. La gravelle, à cause de sa fréquence, pourrait être regardée avec plus de raison comme endémique, si l'observation ne prouvait que les personnes qui boivent habituellement de l'eau de nos meilleures sources, n'en ont jamais ressenti la moindre atteinte. Il en est de même de la goutte, qui est ici très-commune, et que je soupçonne, peut-être sans fondement, être occasionnée, du mois en partie, par l'usage continuel d'une eau chargée de sels calcaires. (18)

Les épidémies *effluviennes* sont aussi peu connues à Auch que les maladies endémiques; nous devons cet avantage, comme je l'ai déjà fait remarquer, à la fréquence des vents, dont le souffle, ordinairement assez fort, purifie notre atmosphère.

M. le docteur Cortade nous a transmis l'histoire d'une épidémie *miasmatique*, et essentiellement contagieuse, qui régna dans cette ville, en 1812, lors du passage des prisonniers espagnols. Les symptômes de la maladie étaient ceux des fièvres des prisons que Pringle a si bien décrites. Le germe de cette maladie étant venu du dehors, on ne peut considérer cette épidémie que comme accidentelle, et, par conséquent, étrangère à notre position.

Il n'en est pas ainsi des épidémies *constitutionnelles* *, lesquelles, reconnaissant pour cause les modifications qu'éprouve l'air dans ses propriétés médicales, sont partout très-communes, et aussi variées que les constitutions atmosphériques elles-mêmes. Selon Sydenham, ces épidémies règnent constamment, et se succèdent comme l'ordre des saisons, auxquelles elles sont liées de la même manière que la cause l'est à l'effet. Ce qui justifie l'opinion de ce grand observateur, c'est que, dans les quatre parties de l'année, nous éprouvons des maladies différentes, et dont la nature répond toujours au même état de l'air qui les a produites. C'est ainsi que dans les saisons qui jouissent de leurs constitutions légitimes, telles que je les ai indiquées plus haut, nous voyons, pendant l'hiver des rhumatismes, des toux, des fluxions à la tête, des apoplexies, des paralysies, etc.; au printemps, des esquinancies, des angines, des pleurésies, des péripneumonies, des émopthises et des fièvres légèrement inflammatoires qui affectent communément le type tierce; en été, des fièvres bilieuses, adynamiques, ataxiques; enfin, dans l'automne, des dyssenteries et des fièvres intermittentes du type quarte.

* Voyez pour la définition du mot *épidémie* le Dictionnaire des Sciences médicales.

L'ordre de ces maladies, relativement au temps où elles paraissent, n'est pas toujours le même; souvent, il est interverti, et suit le mouvement des constitutions. Si, par exemple, l'humidité ordinaire des mois de novembre et de décembre est transférée au mois de janvier et de février, et si, réciproquement, la sécheresse de ces derniers mois et supportée par les premiers; si la fraîcheur des nuits et la chaleur des jours de l'automne et du printemps se trouvent changées en une température plus égale, et que cette grande disproportion des jours aux nuits se fasse sentir pendant une partie de l'été et de l'hiver; si, enfin, le froid ou le chaud d'une saison anticipe sur l'autre, pour lors, nous voyons l'époque de ces maladies avancer ou rétrograder, et nous observons des dyssenteries, dès le mois de juillet; des rhumatismes, des maux de gorge, au mois d'octobre; des fièvres muqueuses avant ou après l'hiver; et, dans le temps des équinoxes, des maladies semblables à celles qu'occasionnent ordinairement les chaleurs, vers le solstice d'été.

Quoique, ainsi qu'on le voit, chacun des divers états de l'atmosphère, lorsqu'il persiste quelque temps, devienne la cause d'un mode particulier de maladies, dont la forme change selon le tempérament, l'âge, le sexe et les habitudes des personnes qui en sont atteintes, néanmoins, l'influence qu'exerce sur la constitution actuelle de l'air la succession des constitutions qui l'ont précédée, lui fait acquérir des propriétés nouvelles, suivant les vents qui les modifient. La grippe, la coqueluche, la scarlatine, la rougeole et la petite vérole, qu'on ne voit heureusement plus guère depuis qu'on a adopté la sage précaution de vacciner les enfans, ne reconnaissent point d'autres causes de développement. Ces maladies ne peuvent pas avoir, par conséquent, de règne fixe, et c'est ce que prouve, en effet, l'observation.

Doit-on admettre avec Sydenham l'existence d'une constitution stationnaire, c'est-à-dire une constitution qui dure plusieurs années de suite, et sous l'empire de laquelle paraissent, mais avec des modifications, les épidémies annuelles? Tous les médecins ne partagent pas cette opinion; pour moi, je pense, comme M. *Nacquart*, qu'il faut qu'il y ait des dispositions générales de l'air qui subsistent pendant un certain nombre d'années, puisque nous voyons déjà depuis longtemps, non-seulement dans ce pays, mais dans toute l'Europe, une prépondérance marquée du génie catharral, qui donne à toutes les maladies, quelles qu'elles soient, une teinte plus ou moins forte, selon que la constitution actuelle en favorise l'expension. Au reste, pour ce qui est de ces grandes constitutions épidémiques, leurs causes, d'après Sydenham, ne résident pas dans les changemens visibles de l'air, dans ses qualités sensibles, mais bien dans des altérations dont la nature n'est pas encore découverte.

Les variations de l'air ne faisant pas la même impression sur tous les hommes, elles ne sont point suivies, non plus, des mêmes effets chez tous; telle disposition de l'atmosphère, qui occasionne des pleurésies, péripneumonies, etc., chez les uns, produit des maladies toutes différentes chez les autres; c'est ce qui arrive en tout temps, et sous le règne de quelque constitution que ce soit. Ces maladies, dont la nature et le caractère ne paraissent dépendre en rien du génie de la constitution qui les voit se produire, ont été appelées *intercurrentes*, bien différentes, selon moi, de celles qu'on nomme *sporadiques* ou *accidentelles*, en ce que ces dernières reconnaissent presque toujours pour cause les fautes dans le régime, les passions de l'âme et les événemens inséparables de la vie, qui, comme on le sait, altèrent plus ou moins l'homme physique, et en modifient la constitution presque à l'infini. D'après cela, il est facile de voir que les intercurrentes peuvent devenir épidémiques, et que les épidémiques, à leur tour, peuvent devenir intercurrentes, selon que tel mode sera plus général que tel autre.

Les sporadiques les plus ordinaires sont les affections des voies digestives, celles du système nerveux et des couloirs urinaires.

Indépendamment de toutes ces maladies, qui

sont communes aux deux sexes et à tous les âges, les femmes et les enfans sont encore sujets à des affections qui leur sont propres.

Les femmes sont très-exposées aux anomalies du flux périodique, aux leuchorrées, aux maladies du sein, comme inflammations, dépôts laiteux, glandes, squirre, cancer; aux accidens qui accompagnent la grossesse, et à ceux qui succèdent à leurs couches. « En revenant aux cancers, nous observerons que cette cruelle maladie est assez commune dans ce département, et que les infortunées qui en sont atteintes, en périssent presque toujours. Elles aiment mieux se livrer à des empyriques, et prendre des remèdes qu'on leur administre comme des secrets infaillibles, que de consulter des médecins instruits qui pourraient leur procurer, sinon une guérison complète, du moins un grand soulagement. » *

Les maladies des enfans sont à peu près les mêmes ici que partout ailleurs. Ces maladies sont la croûte laiteuse, les achores, les vers, les convulsions, et la dentition qui s'accompagne souvent d'accidens très-graves. Je ne parle point de la dyssenterie : elle a déjà trouvé place parmi les maladies épidémiques; d'ailleurs, j'ai donné mon sentiment sur la nature et le traitement de cette affection désastreuse, dans une

* *Annuaire du Gers pour l'an XI*, pag. 46.

Notice que j'ai publiée cette année à ce sujet. *

Les maladies chroniques que l'on éprouve à Auch et dans les environs, présentent un tableau trop vaste pour que je puisse le parcourir; j'observerai seulement que les plus communes sont la phthisie pulmonaire, l'asthme, les scrofules, le rachitis, les rhumatismes, les affections des voies urinaires, le catharre utérin et le catharre pulmonaire.

En réfléchissant sur ce que j'ai déjà dit des variations fréquentes de l'air, du passage subit d'une température à l'autre; en considérant en même temps le peu de soin qu'on donne aux affections de la poitrine, qui, quoique légères et peu inquiétantes dans le principe, deviennent pourtant très-sérieuses par la suite, on verra les causes occasionnelles du catharre pulmonaire, maladie beaucoup plus commune ici que toutes les autres, et qui finit ordinairement, lorsqu'elle est négligée, par amener la phthisie, contre laquelle les secours de l'art les mieux entendus et les mieux dirigés ne peuvent souvent rien. De tous les moyens curatifs indiqués en pareil cas, celui que j'ai vu plusieurs fois réussir est le moxa appliqué sur le sternum, et à l'intérieur, l'usage long-temps continué du bouillon de scargots.

* Voyez, *Notice sur l'Épidémie dyssentérique qui a régné à Auch et ses environs, dans l'automne de* 1820.

Serait-ce une erreur de croire que les scrofules et le rachitis, affections de nature en apparence différente, reconnaissent pour origine la siphilis dégénérée? Cette maladie, en effet, ne peut-elle pas porter dans les systèmes lymphatique et osseux, sur lesquels elle exerce ses ravages, une modification telle, qu'elle dispose l'un et l'autre à devenir le siége d'une irritation *sui generis*, modification qui se transmettrait par génération*, et qui constituerait ce qu'on nomme *diathèse?* Quelque affligeant qu'il soit de ne pouvoir former que des conjectures plus ou moins probables sur la nature de ces maladies, ce qui est plus affligeant, ce me semble, c'est qu'elles soient plus fréquentes aujourd'hui qu'elles ne l'étaient autrefois, et qu'on ne connaisse pas encore de moyen assuré pour les combattre. Parmi les remèdes préconisés, ceux qu'on emploie de préférence sont les toniques de tout genre, surtout les martiaux. La solution de potasse caustique, prise à l'intérieur, à la dose de quelques gouttes, dans un véhicule mucilagineux et associé aux frictions mercurielles, vient d'être tout récemment indiquée, comme ayant plusieurs fois réussi dans le cas de scrofules. Depuis quelque temps, j'essaie ce nouveau genre de traitement qui ne

* A nos tristes enfans nous léguons nos malheurs ;
Tourmentés de leur sort, fatigués de notre être,
Nous pleurons auprès d'eux de les avoir fait naître.

m'a donné jusqu'ici que des espérances de succès.

Je pense qu'il est assez inutile de parler de la phthisie tuberculeuse, de l'asthme, des rhumatismes, des affections des voies urinaires et du catharre utérin, parce que ces maladies sont très-bien connues de tous les médecins instruits. Mais ce que je crois nécessaire de dire, avant de terminer cet article, c'est que le nombre des maladies chroniques, déjà si considérable dans cette ville, menace, s'il faut s'en rapporter aux tristes preuves que nous en acquérons tous les jours, de devenir encore plus grand, par l'abus qu'on y fait de plusieurs remèdes secrets, tels que les *pilules du docteur* FRANCK, les *frictions balsamiques*, l'*irroë*, etc. *, qui jouissent chacun d'une réputation proportionnée au bénéfice des prôneurs, comme l'ont fait dans le temps la *poudre de Notre-Dame-des-Hermites*, les *pilules de Nuremberg*, les *poudres d'Ailhaud*, etc., etc. A la vérité, tous ces remèdes, dont les vertus consistent principalement à faire la fortune de leurs inventeurs, et à ruiner la santé des crédules qui en font usage, ne sont quasi plus rien aujourd'hui, sous le rapport de la vogue, en comparaison du *vomi-purgatif* d'un sieur LE ROY, *chirurgien-*

* Toutes ces drogues se vendent chez les directeurs des postes, et quelques particuliers, pharmaciens sans titre, sans responsabilité et sans patente.

consultant, à Paris. Ce remède extraordinaire, qui guérit toute espèce de maladie, même les incurables et les mortelles, se compose, ainsi que le nom l'indique, d'un vomitif et d'un purgatif, masqués à la façon de l'auteur. La manière de se servir de cette panassée est des plus faciles; d'abord il faut prendre le vomitif, et le lendemain le purgatif. Si, après cette première tentative, la maladie persiste ou augmente, il faut reprendre le purgatif pendant cinq, six, sept, huit jours de suite, et plus si besoin est; et si, enfin, le mal persiste encore, réémétisez et repurgez, repurgez et réémétisez jusqu'à parfaite guérison *(si la mort n'y met obstacle)*. La raison de cela est que toutes nos maladies, sans en excepter une, proviennent de la putridité de nos humeurs, qu'il faut nécessairement expulser pour guérir... Cela me rappelle un autre habile homme qui avait fait accroire que toutes les maladies étaient causées par des vers, et que chaque espèce d'animaux, étant dévorée par une autre espèce, on pourrait faire manger des vers de l'apoplexie et de l'épilepsie, par des vers anti-apoplectiques et anti-épileptiques. Que de charlatans de toute espèce! Mais faut-il s'en étonner, lorsqu'on voit des gens de bon sens avoir la faiblesse de donner dans de telles extravagances? Notre ville, comme toutes les autres sans doute, fourmille de ces misérables distributeurs de remèdes secrets, de ces pharmaciens et médecins occultes, que je regarde comme une véritable peste publique, contre laquelle les lois devraient sévir : elles existent ces lois, mais on ne les exécute point; les magistrats qui se relâchent sur un point aussi essentiel pour l'humanité, n'ont-ils pas à se reprocher le mal qui se commet à ce sujet?

Dans ce Mémoire, uniquement destiné à servir de base, ou, pour mieux dire, d'introduction à un Annuaire médical, dont l'objet serait de faire connaître les maladies qu'on observe dans cette ville durant le cours de chaque année, avec le mode de traitement que l'expérience aurait appris leur être le plus convenable, j'ai dû nécessairement me borner à indiquer les causes générales de ces maladies, la marche qu'elles suivent ordinairement, ainsi que les rapports et les liaisons qu'elles présentent avec les saisons et les divers changemens de l'atmosphère. Tel est, en effet, le but que je m'étais proposé d'atteindre.

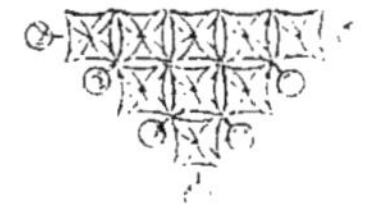

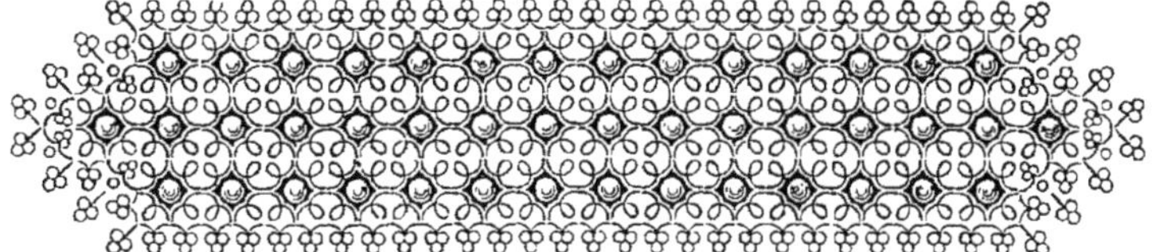

Notes.

Note 1, page 3.

La Gascogne ou Vasconie comprend tout le pays situé entre la Garonne, l'Océan et les Pyrénées; c'est la troisième Aquitaine des Romains, connue aussi sous le nom de Novempopulanie, des neuf peuples principaux qui en occupaient le territoire. Il paraît qu'à une époque antérieure à l'expédition de Crassus, cette partie des Gaules portait le nom d'*Armorique*,* dénomination tirée de la langue celtique, et qui indique une contrée voisine de la mer. On a pensé qu'à la vue des eaux abondantes qui arrosent ses campagnes, et qui, presque partout, y sourdent des

* *Inde ad Pyrœnei montis excursum Aquitanica, armorica antea dicta.* Pline, lib. IV. c. 17.

rochers, les Romains lui donnèrent le nom d'*Aquitania*, qui provenait du mot latin *aqua;* mais rien ne justifie cette opinion. Ce qu'il y a de plus certain, c'est que le nom de Vasconie, dont on a fait *Gascogne*, lui est venu des *Vascons*, nation ibérique qui habitait la province d'*Avila*. * L'historiographe Dupleix s'est évidemment trompé lorsqu'il a dit que les Vascons qui faisaient partie de l'armée de Sertorius, ayant refusé de se soumettre à Pompée, furent assiégés dans *Calagurris*, et qu'après avoir éprouvé toutes les horreurs d'un long siége et avoir été forcés de se rendre à discrétion, Pompée en envoya une partie dans le Comminges où ils furent connus sous le nom de *Convenæ*. Saint Jérôme, qui est le seul écrivain ancien où l'on trouve des détails sur l'entrée des *Convenæ* dans la Novempopulanie, ne fait aucune mention des Vascons, ni du prétendu siége de *Calagurris*, que Dupleix paraît avoir confondu avec celui de *Numance*, quoiqu'il ait eu lieu à une époque bien postérieure à celle dont il est ici question. Saint Jérôme dit seulement que des *Vettons*, des *Arebaci* et des *Celtéberiens*, qu'il traite de voleurs et de brigands, et qui n'étaient vraisemblablement que des débris de l'armée de Sertorius, s'étaient réfugiés dans nos montagnes, d'où le grand Pompée les fit descendre, vers l'an 69 avant Jésus-Christ, et les réunit en corps de cité dans la ville qui, de là, prit le nom d'*Urbs Convenarum*, et depuis, celui de *Lugdunum Convenæ*. ** Il ne faut point confondre *Calagurris* en Espagne *(Calahora)*, dont parle Dupleix, avec *Calagurris* dans le Comminges (Martres). Cette dernière ville faisait partie du territoire des *Convenæ*, et c'est elle sans doute que Saint Paulin***, évêque de Nola,

* Pline, notes du liv. iv.

** Aujourd'hui Saint-Bertrand-de-Comminges.

*** Ausone fut le maître de Saint Paulin de Nola; Saint Paulin est a voulu désigner dans les vers qu'il adressait à Ausone, et que Dupleix a rapportés dans ses mémoires des Gaules. M. du Mége, * dont les travaux sont si remarquables, a retrouvé l'emplacement de cette ville antique, et les monumens précieux qu'il a retirés en grande quantité de ses ruines ne laissent aucun doute à ce sujet.

C'est en 586 que les Vascons franchirent pour la première fois les Pyrénées, et parcoururent la Novempopulanie qu'ils saccagèrent complètement. Austrovalde, duc d'Aquitaine, rassembla la milice de son gouvernement et marcha contr'eux; mais il ne put ni les atteindre, ni leur enlever le butin et les prisonniers qu'ils eurent le loisir d'emmener. Les années suivantes, ils renouvelèrent leurs incursions, et firent chaque fois des tentatives d'établissement. Enfin, vers l'an 600, leurs forces s'étaient tellement accrues qu'ils purent faire la guerre en Espagne, et des irruptions dans le Languedoc. L'histoire de la Péninsule rapporte, avec toutes les circonstances qui les accompagnèrent, les rencontres sanglantes qu'ils eurent avec Recarede et Gondemar, rois des Visigoths d'Espagne. Du côté de la France, Théodebert et Thierri, auxquels Clotaire II avait donné à titre de royaume, au premier l'Austrasie, et au second la Bourgogne, réunirent leurs armées pour les forcer à repasser les monts. Loin de fuir devant des forces aussi imposantes, les Gascons firent si bonne contenance, que les deux princes voulurent entendre à un accommodement, qui eut pour résultat que les Gascons pourraient fixer leur demeure dans la Novempopulanie, à condition qu'ils obéiraient au duc Genialis. C'est de là que date l'origine de l'ancien duché de Gascogne.

au premier rang des poètes chrétiens du IVe siècle, natif de Bordeaux, et inventeur des cloches en 420.

* Statistique générale des départ. pyrénéens, tom. 2, pag. 46

Depuis cette époque, en effet, ce pays continua d'être gouverné par des ducs qui furent d'abord amovibles, et qui devinrent héréditaires sous Charibert, premier roi d'Aquitaine; ils formèrent même dans la famille des Centulles, issue de Clovis, une dynastie qui ne fut interrompue que temporairement sous Charlemagne. Cet empereur ayant rétabli en 777, en faveur de son fils Louis, surnommé le *Débonnaire,* le royaume d'Aquitaine, dont la Gascogne faisait partie, créa, sous le titre de comtes, de nouveaux gouverneurs pris parmi les seigneurs attachés à sa personne. Mais les Gascons, peu satisfaits de ce nouvel ordre de choses, sympathisant d'ailleurs fort mal avec les Francs, et nourrissant une vieille haine contre la race usurpatrice de Martel, ne cessaient de témoigner leur mécontentement par de fréquentes révoltes. Ils battirent l'armée française à Roncevaux, et plus tard, le comte de Toulouse, qui avait marché contre eux, devint leur prisonnier. Par suite de cette action, Loup-Centulle, leur duc, fut dépouillé de ses états et exilé. Il se rendit auprès d'Alphonse, roi des Asturies, duquel il reçut en toute propriété le comté de Castille. La haine des Gascons pour les carlovingiens ne pouvant s'éteindre, ils finirent par députer en Espagne pour demander un des descendans de leurs anciens consuls. Sanche-Mitarra, petit fils de Centulle, leur fut accordé. Malgré la réunion de l'Aquitaine et de la Gascogne, en 877, au domaine de la couronne, à l'occasion de l'avènement de Louis-le-Bègue au trône de France, cette famille conserva le gouvernement héréditaire de cette province divisée en comtés, parmi lesquels celui d'Armagnac tint le premier rang. Toulouse fut la capitale du royaume d'Aquitaine comme elle l'avait été de celui des Visigoths avant les Sicambres.

Je ne dois point cacher que l'origine que j'ai assignée aux Vascons, d'après Pline, n'est point celle qu'un grand nombre d'écrivains leur donne. Quelques-uns les font descendre des Cantabres, de ce peuple que les Romains ni les Barbares ne purent jamais complètement subjuguer; et d'autres, de cette tribu, non moins remarquable par ses mœurs et son langage, qu'on appelle *Basques*, et qui, dans leur langue, s'appellent *Escualdunac*. Plusieurs même ont émis la pensée que Cantabres et Basques étaient deux noms synonymes. Voici ce que M. du Mége a écrit à ce sujet: « Il nous suffira donc de rappeler ici « que les *Escualdunac* sont inconnus dans l'histoire des « anciennes provinces espagnoles; que les Vascons, qui « envahirent l'Aquitaine vers l'an 600, ne paraissent pas « être le même peuple, et que ceux qui parlent la langue « *escuarra* (basque) pourraient bien n'avoir appartenu « à l'Espagne et à la Gaule que depuis les temps les plus « malheureux du bas-empire; enfin, que, comme l'a cru « un auteur espagnol, * on pourrait voir dans les *Es-* « *cualdunac* l'un de ces peuples qui envahirent l'empire « romain sous le règne de Probus, ou bien les restes de « ces tribus dont parle Pauldiacre, et auxquelles, du « temps d'Honorius, on confia la garde de l'entrée des « Pyrénées. Placées ainsi dans les défilés des montagnes, « elles auront pu s'étendre successivement dans celles de « l'Aquitaine, de la Navarre, du Guipuzcoa, etc.; im- « poser leur langue et leurs lois aux peuples effrayés, « décimés par le fer des Barbares, et se mêler avec les « *Vascons*, les *Cantabres* de l'Espagne, les *Tarbelli* et « les *Sibyllates* de la Gaule. »

Il est donc probable que les Cantabres ne sont point le même peuple que les Basques, et que les Vascons n'ont de commun avec ces derniers que la possession d'une partie du même territoire. S'il en était autrement, l'i-

* *Censura critica de l'Alfabeto primitivo de Espagna y pretendidos monumentos litterarios del vascuense; por D. J. A. C. Cura de Montuenga.*

diome basque ne serait-il pas devenu celui de toute la Vasconie? Et certes, il y a loin, on en conviendra, de cet idiome singulier à celui des Gascons. Je sais que quelques savans ont, à l'aide des étymologies, trouvé quelque ressemblance entre ces deux idiomes; mais que ne trouve-t-on pas par ce moyen? En suivant cette voie, l'un d'eux est parvenu à découvrir que *Paphos* est le même mot que *crapaud*, et que *Versailles* signifie *chaudron*.

Quoi qu'il en soit, l'idiome des Gascons est composé d'élémens pour la majeure partie bien connus. On y reconnaît facilement le *celte*, le *grec*, le *latin* et quelques mots dont l'origine est ignorée, mais qu'on présume avoir été laissés dans le pays par ces hordes du nord qui l'ont plusieurs fois envahi.

Les mots purement grecs, ou dérivés du grec, abondent dans cet idiome. * Dupleix avait formé un lexique qui en contenait, disait-il, plus de douze cents. Pour peu qu'on y fasse attention, il est facile de s'apercevoir de ce qu'on pourrait appeler l'hellénisme du langage, et souvent les formes grammaticales offrent avec le grec une sorte de conformité qui ne saurait être fortuite. Elle ne l'est pas en effet; car, en consultant les géographes et les historiens anciens, on apprend que notre pays a été habité, long-temps avant les Romains, par des Grecs.

* Tels sont les mots : *estaca*, attacher; *truca*, frapper; *skissa*, déchirer; *esperreca*, déchirer le linge; *boulé*, vouloir; *truffa*, se moquer; *péricla*, tonner; *caoumas*, chaleur fatigante produite par un temps orageux; *cara*, se taire; *spedaça*, rapiécer; *barrouil*, verrou; *floq*, bouquet; *trinqua*, couper; *cot trinqua*, couper le cou, etc., etc.

Pour les noms géographiques, *Gelos*, village près Pau; *Abidos*, idem; *Usos*, idem; *Lestelle*, *Bizanos*, *Athos*, près Sauveterre; *Scyros*, sur la route de Pau à Orthez; *Samos*, près Bayonne, etc.

Strabon * dit que les Aquitains ressemblaient plus aux Ibères qu'aux Gaulois, soit pour la forme du corps, soit pour le langage. Une ancienne tradition, conservée chez ces peuples, annonçait que leur origine était différente de celle des autres possesseurs de la Gaule. Plusieurs écrivains les ont nommés *Dorienses*, et *Ammien Marcellin* ** rapporte que, suivant quelques-uns, les Doriens ayant accompagné l'ancien Hercule, s'habituèrent sur les côtes de l'Océan Atlantique, sans doute près des rivages qui formaient le Sinus gaulois.

Les expressions empruntées au latin qu'on trouve dans l'idiome gascon s'expliquent par le long contact qui a existé entre nos ancêtres et les Romains. Les Vascons ibériques n'ont point dû porter un grand changement dans le langage des Aquitains, puisque, comme on vient de le voir, ce peuple était d'origine dorienne, et qu'une origine pareille est indiquée par Strabon pour les peuples voisins placés dans la Péninsule, et qui n'étaient séparés du premier que par les Pyrénées. Ainsi, ces tribus, sorties d'une tige commune, devaient avoir une grande ressemblance dans les formes extérieures, dans les mœurs et dans le langage; et c'est, sans doute, ce qui a porté le même géographe à remarquer les nombreux rapports qui existaient entre ces peuples.

Les Français ont contribué plus que les autres nations à corrompre notre langue. *Le gallicisme* qu'ils y ont introduit, et dont, par une espèce de bon ton, on l'encroute chaque jour davantage, chatouille désagréablement l'oreille du franc Gascon, auquel il arrive souvent de commettre l'impolitesse d'en rire de pitié. C'est un *franciman,* dit-il, pour exprimer le peu de cas qu'il fait du compatriote qui défigure ainsi la langue de ses pères.

* Lib. IV.

** Lib. XV. 6, 9.

Ces considérations générales sur l'idiome gascon me conduisent naturellement à parler de ses dialectes, qui sont nombreux. Je ne m'arrêterai toutefois qu'à celui du Gers, et autant seulement que peut le permettre l'étendue d'une note qui est peut-être déjà trop longue.

Ce dialecte est énergique et riche : il peut exprimer, et exprimer avec finesse, peut-être autant qu'aucune autre langue, toutes les sensations, toutes les idées et leurs nuances; et loin d'y trouver des mots ayant plusieurs acceptions, il en contient beaucoup qui paraissent, et qui ne sont cependant pas synonymes; mais il faut convenir qu'il est dur, parce qu'on y prononce scrupuleusement toutes les lettres. Il n'a pas les *e* muets, qui donnent au français, aux vers surtout, une si douce et si harmonieuse variété, et à cet *e* il substitue toujours, à quelques exceptions près, l'*o* si le mot est substantif, et l'*e* fermé s'il est adjectif.

Quoique riche, le dialecte du Gers perd son abondance, et devient sec dans les passions violentes, si l'on veut dire des obscénités, faire des imprécations, prononcer des blasphêmes; mais il reprend son abondance, et redevient riche, s'il s'agit de passions douces, de naïvetés, et surtout de plaisanterie.

La Gascogne compte peut-être un plus grand nombre de troubadours que les autres provinces. Beaucoup d'entr'eux ont remporté des prix aux jeux floraux; mais on a rarement imprimé leurs compositions.

Je citerai ici deux strophes du *chant royal d'Alcinoüs*, par Du Gay, de Lavardens *.

* Malgré tout le respect que j'ai pour la mémoire de mon aïeul maternel, et pour le jugement qu'ont porté de ses œuvres les mainteneurs des nobles jeux de Clémence Isore, je n'aurais point cité de préférence la poésie de Dominique Du Gay, si elle ne présentait infiniment moins de gallicismes que celles des autres poètes de la contrée.

Seou tems qué lous bessous dé la plano azurado
Préparon lour oustaou per arcoueillé Apolloun,
Et qué lou taouré arrous hujis dab la baccado
En dé s'ana répêché en un soumbré balloun,
La tempéto brounis suber nosto tucouéro,
Et la terro pertout humo coum yo carbouéro :
Adiou, saoubo qui pot, tort, dret, borni, sclatat,
L'un cay, laouté sé léouo, et jou prou maou mountat,
Dementré qué peou ceou la peguéto s'estiro,
Courri dé touts estrems, et serqui aou maou tastat :
Alcinoüs soignous d'ou cozaou dé Corcyro.

Lou loun d'un largé arriou préni la débarado,
Dé caps an un tuco bourdat dé mourrassoun,
Oun floro quant é quant touto maou encarado,
Muchec à boun acient qu'aquet loc éro soun;
Nou hui pas à la caous qu'un pét dé périggléro,
Un terrotroum brounent, yo négro crumadéro,
Aro aciou, aro aquiou, escounet la clartat.
L'escharusclé qué cay dés lambrets amantat
Get dés pès en taou ceou moun egguo carabido,
Ten boun, egguo, ten boun d'inquio qu'ajo acoustat :
Alcinoüs soignous d'ou cazaou dé Corcyro.

Du Gay n'est pas le seul poète que Lavardens ait produit. Cette petite ville, près d'Auch, placée sur un monticule élevé, peut être considérée comme le Parnasse du pays. Cela dépendrait-il de la vivacité de l'air qu'on y respire? Y aurait-il une hippocrène? C'est ce que j'ignore; je sais seulement qu'il y a, une fois tous les ans, une très-belle foire de dindons. (Honi soit qui mal y pense.)

Je regrette de n'avoir pu me procurer les compositions d'un poète vivant de la même ville. S'il est permis

On n'a de Du Gay que le recueil des poésies qu'il lut aux jeux floraux; et les manuscrits de cet auteur recueillis, dit-on, par M. de Noé, évêque de Lescar, paraissent être perdus pour jamais.

d'en juger par quelques fragmens qui sont venus à ma connaissance, je dois dire qu'on y trouve toute la pureté du langage, sa richesse et la vigueur du coloris qu'il est susceptible de donner à un tableau composé par un homme habile. J'ai remarqué dans ce que je connais du poème du *Cabinet*, certaines scènes burlesques du meilleur goût. Je souhaiterais que mon jugement eût assez de poids et pût inspirer assez de confiance à M. C.... pour le déterminer à faire jouir le public de ses œuvres.

Note 2, page 4.

Cette rivière, quoique peu abondante, est assez poissonneuse. On y pêche l'anguille et la carpe qui y acquièrent l'une et l'autre une grosseur prodigieuse; le barbeau, le poisson blanc et un autre, grand comme une petite sardine, connu des habitans sous le nom de *siéjo*. Ce poisson paraît être de passage, car on ne les rencontre qu'à certaines époques de l'année ; il voyage par troupes nombreuses, et il offrirait un aliment abondant s'il n'avait un goût d'amertume qui ne plaît qu'à peu de personnes.

Le conchiologue trouve dans le Gers des anodontes d'une très-grande dimension, des mulettes, des cyclades, des agatines, etc.

L'intendant d'Étigny avait conçu l'idée d'augmenter les eaux du Gers en jetant dans son lit, près de sa source, une branche de l'Aneste. Ce projet, qui aurait reçu vraisemblablement son exécution, est mort avec celui qui l'avait formé. Cependant il s'était reproduit, il y a quelques années, dans quelques têtes; mais après un grand étalage de nivellement, qui eut, dit-on, pour résultat d'établir que le Gers pouvait devenir navigable, il n'a plus été question de rien. Sommes-nous donc condamnés à vivre éternellement sous l'empire des projets avortés?

Une chose qui ne doit pas être passée sous silence, c'est que cette rivière, sujette à des crues subites, inonde les bas quartiers de la ville, ce qui n'est ni agréable, ni sain. On pourrait éviter cet inconvénient en exhaussant les parties les plus basses des rues de la Treille et de Saint-Pierre.

Le Gers n'a été pour rien dans l'épouvantable inondation du 24 août de la présente année, qui a fait périr plus de 40 personnes, et renversé un grand nombre de maisons. Ce sont les deux petits ruisseaux du *Caillaou* et de *Juillan*, trop étroits et embarrassés par des constructions de toute espèce, qui ont été les voies de ces désastres. Il n'est point douteux que, si ces ruisseaux se fussent trouvés libres et larges, les malheurs causés par la trombe qui a jeté le deuil et l'effroi parmi les habitans, auraient été moins grands.

Note 3, page 4.

C'est là le sentiment de quelques chroniqueurs; mais lorsqu'on songe à la modestie dont Auguste a constamment donné des preuves, on a de la peine à croire qu'il ait lui-même donné son nom à aucune ville. On sait que jamais prince n'a reçu plus de témoignages de flatterie; elle fut poussée si loin que, suivant *Suetone*, plusieurs rois firent bâtir des villes dans l'unique but de leur donner son nom. *Reges amici atque socii, singuli in suo quisque regno Cæsareas urbes condiderunt.* (SUET., *lib.* II). Ne peut-on pas penser que le nom d'Auguste a été imposé à notre ville d'une manière à peu près semblable?

Note 4, page 4.

Après la défaite d'Adcantuan dans la ville des Sotiates, que les annotateurs de Pline * appellent Suze, et qu'ils placent dans le département de Lot-et-Garonne, les principales villes de la Novempopulanie, telles que Tarbes, Lectoure, Auch, etc., se soumirent volontairement à Crassus *(Cæsar, de Bello Gall. lib.* III*)*. Cette soumission et l'occupation du pays, n'empêchèrent point les Aquitains de se soulever plusieurs fois. Tibulle vante dans une élégie la bravoure de Messala qui appaisa une de ces révoltes. Dion Cassius rapporte qu'une autre fut étouffée par Agrippa envoyé par Auguste. Malgré cela, il ne paraît point que les Romains aient causé des dégâts dans cette contrée. A quelle époque devons-nous donc rapporter la destruction de notre ancienne ville, et à qui faut-il l'attribuer?

Dom Brugelles nous apprend, à la page 34e des chroniques du diocèse d'Auch, qu'en 275, sous le règne des empereurs *Valerien* et *Gallien*, les Allemands, conduits par leur roi *Chrocus*, se répandirent dans la troisième Aquitaine où ils causèrent de grands dégâts, notamment à Eauze, qu'ils détruisirent. Mais il ne dit point que leurs dévastations s'étendirent jusqu'à Auch; il paraît au contraire que cette ville était encore intacte après cet événement, puisque, selon le même auteur, l'évêque Taurin Ier y transporta d'Eauze les reliques des saints qu'il plaça dans l'église de St-Jean située tout à fait hors *l'une et l'autre ville*, et qu'il déposa l'autel de notre dame dans une petite chapelle qu'il fit construire *sur le sommet du rocher de la cité, qui pour lors s'appelait Ville-Claire. La ville qui était bâtie sur le devant du Gers*

* Édition Panckoucke, tom. 3, page 348.

s'appelait Vallée-Claire. C'est sur l'emplacement de cette chapelle que la cathédrale actuelle a été bâtie.

L'an 406, les Vandales, les Alains et les Suèves envahirent la Novempopulanie. Ce ne fut pendant trois ans que pillages, dévastations et ruines. S'il faut en croire la tradition, la ville d'Auch fut sauvée du fléau qui la menaçait par les prières de l'évêque Saint-Orens. On fait encore tous les ans, le 6 mai, une procession générale en mémoire de ce bienfait. Saint-Orens fut élu évêque d'Auch, l'an 400, et mourut le premier mai 439. L'église de Saint-Jean, dont il a été question, fut mise, peu de siècles après, sous son invocation. Pendant la révolution, cette église a été vendue et démolie. Saint-Orens fit abattre un temple d'*Apollon*, et bâtir à sa place une chapelle en l'honneur des saints martyrs *Quirice* et *Juliette*, sur le mont Nerveva, près d'Auch (aujourd'hui Saint-Cricq).

Les Vandales passèrent en Espagne, et furent remplacés dans notre malheureux pays, l'an 409, par les Visigoths * qui fondèrent un royaume dont Toulouse fut la capitale. Leur domination dura 89 ans. Un de leurs rois, nommé Euric, persécuta le clergé orthodoxe. Les habitans d'Eauze, ayant refusé d'adopter l'arianisme, **

* Les Goths, établis dans la Gaule et dans l'Espagne, sont appelés tantôt Goths, et tantôt Visigoths par les auteurs contemporains. Le mot de Visigoths voulait dire Goths occidentaux, et s'employait, par opposition, à celui d'Ostrogoths ou Goths orientaux, qui étaient originairement les mêmes, mais qui s'étaient séparés lors de leur entrée sur les terres romaines. Ils sortaient, comme les Vandales, de la Scandinavie ou Suède, et des bords de la mer Baltique. Ils passèrent dans la Prusse et dans l'Ukraine, et envahirent enfin les provinces romaines qui se trouvaient sur leur passage. Ils menacèrent aussi Constantinople, et peu s'en fallut qu'ils ne s'en rendissent les maîtres.

** Les Ariens ne reconnaissaient pas la divinité de Jésus-Christ.

furent assiégés, l'an 469, par ce prince, qui emporta la ville d'assaut et la fit raser, dit Dupleix, rez-pied, rez-terre. L'évêque, dont on ignore le nom, fut martyrisé. Quelques années après, ce roi visigoth traita d'une manière aussi cruelle tous les prêtres et prélats de ce pays, entre autres les évêques de Bordeaux, de Bazas, de Comminges et d'Auch; il faisait mourir les uns, bannissait les autres, et défendait partout qu'on leur donnât des successeurs. Cette persécution dura jusqu'à la mort de ce roi, qui eut lieu à Arles dans l'année 494. Son fils, Alaric II, lui succéda, fit cesser toute persécution, et permit la reconstruction d'Eauze et le rétablissement du siége métropolitain dans cette ville.

La conduite d'Euric avait singulièrement exaspéré les Aquitains. Clovis, qui voulait donner les Pyrénées pour limite à son empire, profita de cette disposition des esprits, et fit la guerre aux Visigoths, l'an 507, pour leur enlever ce qu'ils avaient dans les Gaules. Cette même année se donna la célèbre bataille de Vouglé; Clovis demeura vainqueur des Visigoths; la soumission des trois Aquitaines s'ensuivit. Partout le clergé et le peuple accouraient au devant du vainqueur qui dotait les églises catholiques de la dépouille des temples ariens. La crainte des représailles força tout ce qu'il y avait en ces contrées de Visigoths distingués, à se réfugier en Espagne. Le reste de la nation fut réduite à la condition des esclaves, et malgré sa conversion au catholicisme, il n'en demeura pas moins une race maudite. Relégué dans des lieux isolés, la misère, les maladies et les professions tenues pour viles furent son partage. *

et ne voyaient en lui qu'un prophète, comme le font les Musulmans à l'égard de Mahomet et de Jésus-Christ lui-même.

* C'est là l'origine des cagots ou capots, et de certains préjugés qui, avant la révolution, avaient encore cours dans les campagnes.

Clovis, après avoir renversé le trône des Visigoths, fit des donations considérables à l'église d'Auch, et fit bâtir, hors ville, sur les bords du Gers, une belle église en l'honneur de Saint-Martin, évêque. Un monastère fut construit auprès, et devint la résidence des prélats d'Auch et de leur clergé.

Au commencement du VIIIe siècle, les Sarrasins * passèrent le détroit de Gibraltar, s'emparèrent de l'Espagne, et bientôt ils franchirent les Pyrénées. Ils seraient peut-être parvenus à subjuguer tout le midi, si la valeur française ne leur eût opposé une puissante barrière sous la conduite de Charles-Martel. Mais ils laissèrent en ces contrées de cruelles traces de leur passage. Leur première course eut lieu en 724; en 729 ils saccagèrent Bordeaux, et en 732, conduits par l'émir Abderhaman, et non Abderame, comme on l'écrit, ils ravagèrent toute la Gascogne. La ville d'Eauze fut alors détruite pour la troisième et dernière fois; et il ne resta de la nôtre qu'un petit bourg, au pied de la montagne, sur laquelle était la cité, qui fut également détruite et ne fut rebâtie qu'environ 150 ans après. Le siége métropolitain resta vacant pendant tout ce temps, et ce n'est que sur la fin du IXe siècle qu'il fut transféré à Auch par l'évêque Taurin II.

Les Normands qui, pendant toute la seconde moitié du IXe siècle, firent en France des courses si fréquentes et si désastreuses, débarquèrent en 853 à Bordeaux. Ils assiégèrent d'abord cette ville, qui fut vaillamment défendue par le duc *Totilius*, ce qui décida ces pirates à se jeter sur Saintes et sur la Gascogne, qu'ils ravagèrent. Quelques années plus tard, ils battirent les forces du pays

* Selon Marlès, auteur de l'histoire de la domination des Arabes et des Maures en Espagne et en Portugal, le mot sarrasin vient de l'arabe *sarrick*, qui veut dire voleur.

commandées par *Seguin Mostellarius*, qui perdit la vie dans l'action, et finirent par s'emparer de Bordeaux défendu par le duc Guillaume, successeur du précédent. C'est de là qu'ils firent de nouvelles courses dans la Gascogne, et qu'ils mirent le comble à leurs premières dévastations. Mais, comme on vient de le voir, la ville d'Auch n'existait déjà plus à cette époque.

Il résulte donc des faits que je viens de rapporter, et qui sont consignés dans des chroniques, des chartes et des cartulaires, que cette ville a été détruite l'an 732 par les Sarrasins et non, comme on le croit assez généralement, par les Normands ou les Vandales. La conduite de ces derniers peuples a été si atroce, qu'il n'est pas étonnant que ceux qui ne consultent point l'histoire, leur attribuent tout ce qui est arrivé de mal dans notre pays.

La nouvelle ville, bâtie sur l'emplacement qu'occupait la cité, fut encore ravagée en 920 par les Sarrasins, qui se répandirent de nouveau dans la Novempopulanie après leur victoire sur les chrétiens au *val de la Junquière*. L'archevêque *Odilon-Auriol-Utsiand* fut obligé de fuir, ainsi que les autres prélats de la contrée.

Mais si la ville d'Auch a eu des jours de deuil, on peut dire aussi qu'elle a eu des jours de fête. Pendant la guerre de la religion, la reine mère qui cherchait à rétablir la paix dans le royaume, quitta Paris avec toute sa cour, et faisant le tour des provinces, elle vint à Auch pour s'aboucher avec le roi de Navarre. Les deux cours y rivalisèrent de galanterie. L'amour était devenu l'affaire la plus sérieuse des courtisans; ce n'était que festins, ballets et fêtes brillantes. Les hommes, dit le marquis de Valois, y trouvaient des femmes aimables, et les femmes des cavaliers galans. Mais au milieu des plaisirs, on oubliait qu'on était en paix, et de part et d'autre on se traitait sur pied de guerre. Voici un fait qui peint bien les mœurs du temps; laissons parler Sully : « Les deux cours étant à Auch, un jour qu'il se donnait un bal *, on vint donner avis au roi de Navarre que le gouverneur de la Réole, qui était un vieux gentilhomme, jusque-là zélé huguenot, emporté par son amour pour une des filles de la reine mère, avait trahi son devoir et livré sa place aux catholiques. Le roi de Navarre qui ne voulut pas différer plus long-temps de s'en venger, me fit avertir secrètement, avec trois ou quatre autres, de sortir de la salle du bal, et de le joindre à la campagne, les armes cachées sous des habits de chasse. Nous mîmes de la partie le plus de gens que nous pûmes, prenant bien garde pourtant que le bal ne s'en trouvât pas dérangé, et nous nous rendîmes près du roi, avec lequel nous marchâmes toute la nuit, et arrivâmes le matin, à portes ouvrantes, à Fleurance, dont nous nous saisîmes sans obstacle. La reine mère, qui aurait juré que le roi de Navarre avait couché à Auch, fut bien surprise, le lendemain matin, en apprenant cette expédition, et prit le parti d'en rire la première. Je vois bien, dit-elle, que c'est en revanche de la Réole, et que le roi de Navarre a voulu faire chou pour chou, mais le mien est mieux pommé. »

L'ancienne ville d'Auch était beaucoup plus étendue que la ville moderne. Les défrichemens et les fouilles qui ont journellement lieu sur l'emplacement qu'elle occupait font découvrir des restes d'édifices en pierre et en brique, notamment un aqueduc souterrain d'une longueur considérable; des fragmens d'architecture en marbre et

* Il est probable que ce bal se donna dans la maison du gouverneur qui existe encore bien conservée, au fond de la rue appelée autrefois Camarade, et aujourd'hui *Espagne*, du nom de général Espagne qui y est né, et qui a été tué à la bataille d'Esling où notre maréchal Launes (duc de Montebello) perdit aussi la vie. — Il n'est pas sûr que le château des comtes d'Armagnac, qui occupait tout l'emplacement des Carmélites et une partie de l'aile méridionale de la place royale, existât encore à cette époque.

de style romain, des mosaïques, des ustensiles, des médailles consulaires et impériales du haut et du bas empire, des statues d'Apollon en bronze, et d'autres antiquités plus ou moins précieuses. Il n'est pas rare, par exemple, de rencontrer dans quelques parties de ce terrain, et dans d'autres localités environnantes, des tombeaux portant des inscriptions qui indiquent que le défunt était un Romain, un Grec, ou un Aborigène de distinction. Quelques-unes apprennent que la même tombe renferme les cendres de deux époux de nation différente; tantôt c'est un Romain, ou un Grec, ou une Gauloise; d'autrefois c'est un Gaulois et une Romaine, ou une Grecque.

Un auteur, dont M. du Mège ne dit point le nom, a retracé de la manière suivante l'état ancien de la ville d'Auch :

J'ai revu ces côteaux et cette vaste plaine
Où gît des Auscitains la ville souveraine,
Où les fleurs, les épis, les fertiles rameaux,
Des pompes de la vie ont paré les tombeaux...
Ils ne sont plus ces jours de longue renommée,
Où d'Octave en ces champs se déployait l'armée...
Antique Climberris, sur tes nobles remparts
Brillaient les aigles d'or et les noms des Césars;
Tes portes se courbaient en arcs où la victoire
De la cité de Mars éternisait la gloire;
Des crénaux couronnaient les rochers d'*Augusta* :
Plus loin l'encens fumait aux autels de Vesta;
Apollon et Vénus, et les dieux *tutélaires*,
Voyaient à leurs genoux tes peuples tributaires;
Le marbre, façonné par d'habiles ciseaux,
Ornait de ton *forum* les portiques nouveaux.
Empruntant les trésors des nayades lointaines,
Un immense aqueduc, à tes mille fontaines,
Au lieu où de nos jours coule un flot indigent,
Aimait à prodiguer tout son liquide argent.

Du Gers moins resserré dans ses étroits rivages,
Les bords étaient couverts des plus riches ombrages;
Et la rame, entr'ouvrant son immobile sein,
T'apportait tous les dons du rivage aquitain.

Note 5, page 17.

M. le comte de B..., dans une brochure ayant pour titre *Une Saison au Castera,* parle en termes pleins d'enthousiasme des bons repas qu'on y fait, mais surtout des fricassées de *Daroles,* dont *l'exellence* vaut à ce digne hôte la visite annuelle des *Lucullus* du pays. Que les académiciens du *friand morceau* se réjouissent, les talens du sieur Daroles sont au croissant, *acquirunt vires eundo.* Et certes, pour bien des gens, ce progrès en vaut un autre. Quoique les talens culinaires du sieur Daroles soient attestés par tous les fins palais, je doute cependant qu'ils l'emportent sur ceux de nos deux fameux hôteliers Alexandre et André.

Note 6, page 22.

C'est par les soins de quelques agriculteurs à idées larges et bien conçues, que plus de 1,500 arbres, arbustes ou arbrissaux d'espèces différentes et nouvelles pour ce pays, sont venus s'y acclimater, et doter nos campagnes et nos bosquets d'un surcroît de richesses et d'embellissemens. On en voit un grand nombre dans la belle pépinière de M. David, à la Hourre, aux portes de la ville.

Parmi les arbres d'une utilité bien reconnue, et qui réussissent très-bien ici, se trouve le mûrier. L'intendant d'Étigny, qui ne négligeait rien de ce qui pouvait contribuer à la prospérité de cette contrée, avait donné le conseil et l'exemple de sa culture. De nombreuses plantations furent faites par ses ordres aux environs d'Auch, notamment dans sa propriété du *Seilhan*. On y voit encore plusieurs de ces arbres qui, quoique horriblement mutilés, semblent n'être demeurés debout, et n'avoir échappé à l'extermination dont leur espèce est devenue l'objet de la part d'un peuple irréfléchi, que pour témoigner de la sollicitude paternelle de l'immortel intendant. Il est vraiment étonnant que la culture d'un arbre aussi précieux, culture qui a été encouragée plusieurs fois par des primes, et qui promet un si beau résultat dans un pays surtout où toutes les ressources se tirent du sol, soit aussi dédaigné. Enfans de l'habitude, nos propriétaires répugnent, en général, aux nouveautés, et sacrifient trop souvent à des préjugés ridicules, à des craintes pusillanimes, des pratiques qui promettent le bonheur et l'abondance.

J'ai la certitude que l'olivier viendrait aussi très-bien dans certaines expositions. N'en voit-on pas quelques pieds plantés dans les terrasses de la ville, et même dans la campagne, se couvrir tous les ans de fruit?

Je ne terminerai point cet article sans parler de la poire d'Auch. On nomme ainsi une espèce de poire de *Bon Chrétien*, qui vient très-grosse, toute charnue, sans pepin. Cette particularité ne s'observe toutefois que dans certaines localités de la ville; transplanté ailleurs, l'arbre donne ses fruits avec des pepins, ce qui prouve évidemment que cette espèce de monstruosité provient des qualités du terrain et de son exposition. Au reste, ce fruit est délicieux; aussi se vend-il fort cher.

Règne animal.

Chaque classe d'animaux quadrupèdes, reptiles, oiseaux et insectes, compte ici les mêmes genres et les mêmes espèces qui se trouvent dans tout le midi de la France.

Depuis long-temps la race de nos chevaux, qui avait acquis du temps des Romains une certaine réputation, s'était prodigieusement détériorée. On n'entretenait des jumens dans nos campagnes que pour avoir le produit du baudet, que l'on vendait avantageusement aux Espagnols. Depuis que des primes d'encouragement sont données aux éleveurs de chevaux, la race s'améliore, et notre dépôt de remonte trouve à faire de bons choix.

La race bovine tient le milieu, pour la taille, entre le pygmée des montagnes, et le géant de la Haute-Garonne. Nos bœufs, en général, quoique moyennement grands, sont bien proportionnés, vifs, forts, et résistant à la fatigue. La bonne qualité des fourrages dont on les nourrit, fait qu'on mange à Auch du bœuf et du veau excellens. On donne aussi, comme pour les chevaux, des primes et des prix d'encouragement pour les taureaux et pour les vaches.

Un mot sur la basse-cour auscitaine. Il n'est point d'étranger qui ne se rappelle la finesse et le goût exquis de nos volailles; pas un de ceux qui ont tâté de la cuisine particulière des Gascons, n'a perdu, je gage, le souvenir de ces excellentes garbures dont un seul morceau d'oie confite a fait tous les frais. Oui! l'oie confite! c'est le régal des Gascons. Aussi n'y a-t-il pas de si mince ménage qui n'ait au moins sa paire d'oies confites. Pour engraisser ces animaux, on les gorge de maïs pendant quelques semaines, et ce n'est que lorsqu'ils ne peuvent plus ni manger, ni digérer, qu'on les tue. Il n'est pas rare d'en voir qui pèsent 14 et 15 livres chacune. Leur foie est très-gros et fort délicat, mais pas autant que celui du canard, qu'on engraisse aussi de la même manière, ainsi que le dindon.

Fossiles.

Notre pays aussi a été habité par des animaux qui ont disparu pour la majeure partie de la surface du globe, et par d'autres qui vivent aujourd'hui dans les contrées bien éloignées de celle-ci. M. *Ed. Lartet* d'Ornesan, jeune naturaliste dont la modestie égale le savoir, a retiré des fouilles qu'il a faites dans diverses localités du département, notamment à Sansan près d'Auch, une énorme quantité de ces ossemens, dont il a enrichi le muséum de Paris. Ses désirs auraient été d'orner notre petit cabinet d'histoire naturelle d'une collection de ces curieuses trouvailles, et de l'augmenter des doubles qui sont à la disposition des savans avec lesquels il correspond; mais des obstacles qu'on ne doit point signaler, lorsqu'on ne veut citer personne, s'y sont complètement opposés. Si pourtant l'on fait attention que l'étude des fossiles ne borne point ses résultats à une simple nomenclature d'animaux, qu'elle se rattache à celle de la géologie par plusieurs points signalés par Cuvier, et à l'histoire non moins intéressante des êtres animés dans l'ordre de leur création, on regrettera certainement que les désirs de notre compatriote n'aient point eu leur accomplissement. Mais tout espoir est-il perdu?... Croyons que les hommes placés au haut de l'échelle administrative nous donneront dans l'occasion des preuves du contraire. Croyons aussi que le conseil municipal ne voudra point rester en arrière pour faciliter les moyens de répandre le goût de l'étude de l'histoire naturelle, en général, beaucoup trop négligée dans notre cité.

Je dois à l'obligeance de M. Lartet l'exposé suivant des résultats que ses recherches lui ont donné jusqu'à ce jour.

Tableau des principales espèces auxquelles on a cru pouvoir rapporter les débris organiques fossiles recueillis sur divers points du département du Gers, dans les alluvions fluviales anciennes et dans les dépôts d'eau douce de l'étage supérieur des terrains tertiaires.

Pachidermes.

GENRE MASTODONTE.

1° *Mastodon-Angustidens* (Cuvier, *Rech. sur les oss. foss.*). — Espèce connue anciennement sous le nom d'*animal de Simorre.* Dès le commencement du dernier siècle, Réaumur avait décrit et dessiné quelques dents de cette espèce découverte à Simorre. (Très-commune dans les sables et molasses des environs de Simorre. — Dépôt Lacustre de Sansan).

2° *Mastodon-Tapiroïdes* (Cuv.). — Plus grand que le précédent. On a souvent confondu ses molaires avec celles du *Mastodonte* de l'*Ohio (M. giganteum,* Cuv.); elles en diffèrent cependant par leur volume généralement moindre, et par une plus grande obliquité de leurs crêtes transversales. (Environs de Simorre et de Castelnau-Barbarens, Sansan).

3° *Mastodon.....* — Plusieurs dents de cette espèce ont été déposées au muséum d'histoire naturelle, à Paris. La comparaison attentive que nous en avons faite avec une petite molaire apportée de *Saxe*, ne nous a laissé aucun doute sur l'identité de ces deux espèces. C'est aussi l'opinion de MM. de Blainville et Laurillard. (Environs de Lombez. — Dépôt de Sansan).

4° *Mastodon*..... — M. Laurillard a cru reconnaître dans une molaire recueillie à Tournan, et déposée au muséum, une autre petite espèce, dont deux dents ont aussi été trouvées à *Epelsheim* (Bas-Rhin), il y a quelques années.

5° *Mastodon-Minutum* (*). — Nous devons à l'obligeance de MM. Ad. de Ganjac et Barrère trois molaires formant série de ce mastodonte remarquable par l'infériorité de ses dimensions, dans un *genre* qui renferme de si grandes espèces. Elles ont été trouvées par M. Barrère à Sauveterre, près Lombez. La couronne de la molaire intermédiaire a 6 tubercules, a : long. 17 lignes, larg. 12 lig. La même dent dans le mastodonte-tapiroïde a : long. 4 pouces, larg. 3 pouces.

6° *Mastodon*..... — Cette espèce ne pourrait être établie que sur une portion de molaire trouvée à Vic-Fezensac.

Genre Dinotherium (Kaup).

TAPIR GIGANTESQUE (CUVIER).

1° *Dinotherium-giganteum* (Kaup). — Des dents de ce grand pachiderme, dont la taille égalait au moins celle de nos éléphants, avaient anciennement été recueillies à *Arbeichan*, près l'*Ile-de-Noë*, et à Simorre. Réaumur

(*) L'astérisque, entre deux parenthèses, indique les dénominations proposées par M. Lartet pour des espèces et genres nouveaux qui n'ont pas encore été décrits.

avait dessiné l'une de ces dernières. Un squelette entier de ce même animal fut découvert, il y a quelques années, à Samaran, près Masseube, dans un lit de sable, et sous un banc de molasse solide de 15 pieds de puissance. Ces ossemens furent brisés et servirent, dit-on, à construire un four à cuire le pain. Nous n'avons pu sauver de ces débris qu'une dent, et l'extrémité articulaire d'une omoplate.

2° *Dinotherium secundarium* (Kaup.). — Sous-espèce dont les dents ne sont pas rares dans les sablonnières de Castelnau-Barbarens, où elles ont été recueillies par MM. Ader, chirurgien, et A. Gardèle, maire de cette commune.

Genre Rhinocéros.

On sait que les rhinocéros vivans et les espèces fossiles qui ont pu être observées jusqu'à ce moment, ont constamment présenté des pieds de devant à trois doigts comme ceux de derrière. Ainsi les rhinocéros à quatre doigts complets aux pieds de devant, que nous avons découverts dans le dépôt Lacustre de Sansan, sont destinés à former un groupe distinct. Nous avions déjà cru ces espèces *unicornes;* mais les observations d'un célèbre anatomiste (M. de Blainville), et un examen plus attentif du nez, nous ont fait rentrer dans le doute. Il serait donc encore possible que nos rhinocéros à quatre doigts n'eussent point de corne sur le nez. Au demeurant, l'absence de cette circonstance extérieure n'empêcherait pas le savant professeur, que nous venons de citer, de conserver à ces espèces la dénomination *générique;* bien que dans ce cas l'application en fût un peu contradictoire avec l'étymologie.

1° *Rhinocéros-tetradactylus-longi-maxillaris.* (*) — Pieds de devant à 4 doigts ; maxillaires allongés ; deux incisives longues, pointues et *sans racine distincte* à la mâchoire inférieure : ces incisives rapprochées l'une de l'autre et n'admettant point d'intermédiaire. (Lacustre de Sansan).

2° *Rhinocéros-tetradactylus-brevi-maxillaris.* (*) — Pieds de devant à 4 doigts ; maxillaires et symphise très-courts ; à la mâchoire inférieure, deux incisives rapprochées présentant chacune un simple tubercule attaché à une *racine distincte.* (Dépôt Lacustre de Sansan).

3° *Rhinocéros.....* — Cette espèce, dont le squelette ne nous est connu qu'en partie, était plus petit, et avait les membres plus grêles que les deux précédentes. Elle en différait encore par quelques détails dans la forme des molaires, et par la longueur intermédiaire de ses maxillaires. (Dépôt Lacustre de Sansan).

Plusieurs dents, recueillies dans les sablonnières des environs de Simorre et de Castelnau-Barbarens, nous ont révélé l'existence de trois autres espèces de rhinocéros distinctes des précédentes. L'une d'elles égalait au moins, par ses dimensions, nos plus grandes espèces vivantes ; tandis que la plus petite atteignait, tout au plus, la taille d'un de nos tapirs de l'Inde. Peut-être ces espèces rentreraient-elles dans celles décrites par M. Cuvier. Le petit nombre de morceaux que nous en possédons ne nous suffirait pas pour en vérifier l'identité.

Genre Palœotherium. (Cuvier).

Palœotherium-hippoides (*). — Ce palœoterium diffère des palœotheriums de Mont-Martre par la forme de ses molaires qui le rapprochent du palœotherium *aurelia-*

nense. (Cuvier). Son ostéologie présente des ressemblances frappantes avec celles du cheval. (Dépôt Lacustre de Sansan, sables de Castelnau-Barbarens).

Genre Anoplotherium. (Cuvier.)

1° *Anoploterium-aquitanicum* (*). — Espèce imparfaitement connue, beaucoup plus grande qu'aucune de celles décrites par Cuvier. (Dépôt de Sansan. — Molasse de Tournan).

2° *Anoplotherium*..... — Petite espèce établie sur une seule molaire trouvée à Sansan.

Genre Antracotherium (Cuvier).

Antracotherium..... — Nous croyons pouvoir rapporter à ce genre une petite mâchoire trouvée à Sansan.

Genre Chœrotherium. (*)

Chœroterium..... — Ce genre, voisin des sangliers, n'a encore été trouvé que dans les alluvions anciennes des environs de Simorre et de Castelnau-Barbarens.

Ruminans.

GENRE CERF.

Quelques espèces de cerfs, dont une très-grande, ont

été reconnues dans le dépôt de Sansan. Leurs bois surtout offraient une anomalie fort remarquable. Leurs ossemens y sont très-abondans.

Genre Antilope.

La même localité renferme aussi, en grande quantité, des ossemens d'antilope. Une petite espèce, assez rare, ne devait guère dépasser la taille d'un agneau qui vient de naître.

— Nous devons encore à M. Barrère, chirurgien de Sauveterre, la découverte d'une moitié inférieure d'un métatarse d'un ruminant, dont le volume annoncerait des dimensions supérieures à tout ce que nous connaissons de plus grand dans cette famille.

Carnassiers.

GENRE AMPHYCION. (*)

Amphycion. — Ce nouveau genre, dont nous avons déposé de beaux échantillons au muséum d'histoire naturelle, participait à la fois de deux genres aujourd'hui très-distincts : les chiens et les ratons (Procyon).

Par l'avant de sa mâchoire supérieure, comprenant ses incisives *unilobées*, ses canines *comprimées* et ses fausses molaires à talon peu prononcé, il ressemblait aux ratons ; tandis que ses molaires carnassières et les deux tuberculeuses qui les suivent étaient entièrement conformes à celles des chiens. Il avait, de plus que tous les autres carnivores connus, une troisième tuberculeuse à racine unique. M. Cuvier avait eu sous les yeux une molaire tuberculeuse de ce genre. Ce grand naturaliste avait dû, d'après sa forme, la rapporter à un animal du genre *chien* auquel il assignait, par aperçu des proportions, une hauteur de 5 pieds au train de devant. Nous avons été à même de nous assurer que la taille de notre grand carnivore était un peu moindre. Il n'en est pas moins vrai que ce devait être un redoutable voisin pour ses paisibles contemporains, les cerfs et les antilopes.

On a aussi recueilli à Sansan, mais en petite quantité, des dents et ossemens appartenant à d'autres genres de l'ordre des carnassiers.

Rongeurs.

Le même dépôt de Sansan renferme des rongeurs à dents tuberculeuses, et d'autres à molaires disposées en lames verticales. Parmi ces derniers, on a remarqué un petit lièvre de la taille d'un rat commun.

Edentés.

Il était réservé au département du Gers de fournir le premier exemple bien constaté d'ossemens fossiles d'animaux de l'ordre des *édentés* dans l'ancien continent. Ces restes précieux qui se réduisent en une *dent molaire* fort endommagée, un *astragale*, une énorme *phalange unguéale* et deux ou trois avant-dernières *phalanges*, ont cependant été regardés comme l'une des découvertes les plus intéressantes de ces derniers temps. Nous croyons pouvoir rapporter ce petit nombre de pièces bien caractérisées à un grand *fouisseur*, qui se rapprocherait à la fois, mais dans des proportions gigantesques, des *pangolins* et des *oryctéropes* vivans. — Nous ajouterons qu'une *phalange* de ce genre fut trouvée sur les bords du Rhin. M. Kaup la décrivit et la rapporta à son genre *dinothérium*. Mais le génie de Cuvier entrevit dans ce simple fragment la possibilité de retrouver un jour parmi les restes enfouis de nos espèces perdues, quelque représentant de cette singulière famille que la nature actuelle a refoulée tout entière dans des latitudes si distantes de nos climats. (Dépôt Lacustre de Sansan).

Oiseaux.

Les ossemens d'oiseaux sont très-rares dans nos dépôts ossifères; nous en avons cependant recueilli quelques-uns à Sansan, entre autres un *tibia* ayant appartenu à un oiseau beaucoup plus petit qu'aucun de ceux qui habitent maintenant nos climats.

Reptiles.

Les tortues d'eau douce du genre *émyde*, sont très-communes dans le dépôt Lacustre de Sansan. Quelques carapaces ont été observées dans les alluvions anciennes des environs de Lombez.

Mollusques.

PRINCIPAUX GENRES RETROUVÉS A SANSAN.

1° Hélices, plusieurs espèces. — 2° Planorbes, *idem*. —3° Lymnées, *idem*. — 4° Phyles. — 5° Cyclostomes. —6° Maillot.—7° Ancyle.—8° Clausilie gigantesque, etc. Cette dernière espèce, fort remarquable et très-rare, que l'on ne trouve plus aujourd'hui à l'état vivant que dans les régions intertropicales, a été également observée dans les faluns de Dax par MM. Deshaies et Grateloup.

Note 7, page 24.

La principale rue, celle qui, par un contraste singulier, a porté pendant long-temps le nom de Chemin-Droit, et aujourd'hui celui de rue Dessole, du nom du général Dessole qui y est né, est tortueuse et étroite. Le projet d'un percement latéral qui mettra cette rue en communication avec la halle qu'on va construire, est des mieux conçus. Indépendamment de l'avantage qui en résultera pour le commerce, le quartier tout entier y en trouvera aussi un bien grand sous le rapport de l'hygiène.

Note 8, page 25.

Cette église fut bâtie en 845 par l'évêque *Taurin II*, et le duc *Totilius*. En 1049, *Saint-Austinde*, archevêque d'Auch, la fit rebâtir et agrandir, avec le secours de *Guillaume Astanove*, comte de Fezensac.

En 1170, cette métropole fut incendiée en grande partie par *Bernard IV*, comte d'Armagnac, qui faisait la guerre à l'archevêque *Geraud*.

Arnaud d'Albert entreprit de la reconstruire en 1371, mais sa mort, survenue peu de temps après, en fit suspendre les travaux qui ne furent repris qu'en 1378 par *Bernard de Roffiac*, (arch.), et continués en 1429 par *Philippe II de Lévis*, (arch.).

L'an 1473, le feu ayant embrasé de nouveau cette église, l'archevêque Jean IV *de Lescun-d'Armagnac* accorda des indulgences à ceux qui contribueraient à la rebâtir.

L'archevêque *François Ier*, cardinal de Savoie, en fit reprendre la construction en 1483; elle fut continuée en 1490, par l'archevêque Jean V *de la Tremouille*, et en 1507, par François II *de Clermont-Lodeve*. Ce dernier prélat fit faire les stales du cœur ainsi que les vitraux peints.

L'an 1548, cette église fut consacrée par *Jean Dumas*, évêque de Cardite en Syrie, grand vicaire de l'archevêque d'Auch.

En 1597, l'archevêque *Léonard de Trapes* acheva les voûtes et les vitraux du cœur. En 1626, l'archevêque *Dominique de Vic* fit faire les vitraux des chapelles de la nef, et en 1662, l'archevêque *Henry de Lamothe-Houdancour* fit bâtir le jubé, la porte d'entrée du chœur, ainsi que le porche et le clocher; il fit garnir toutes les chapelles de ballustrades de marbre, et laissa des fonds pour faire les orgues et la tribune qui les supporte. Cet ouvrage ne fut terminé qu'en 1694, dix ans après la mort de ce prélat.

L'archevêque *Jean-François de Montillet* fit placer les portes de fer aux trois grandes entrées, et fit construire la belle chaire de la nef.

Le 24 juillet 1808, Napoléon visita cette cathédrale, et rendit le même jour le décret suivant :

« Art. 1er L'église de Sainte-Marie sera réparée.

» Art. 2. Il sera affecté à cette réparation une somme » de 18,000 francs qui sera acquittée sur l'exercice cou» rant ; savoir : 9,000 francs par le ministère des cultes, » chapitre 7 du budget ; 6,000 francs par le département » du Gers, et 3,000 francs par la ville d'Auch.

» A commencer de 1809, il sera affecté à l'entretien de » ce monument une somme annuelle de 6,000 francs, qui » sera versée entre les mains de la fabrique.

» Cette somme sera acquittée, savoir : 3,000 francs » par le ministère des cultes, 2,000 francs par le départe» ment du Gers, et 1,000 francs par la ville d'Auch. »

(Les autres titres sont relatifs à des objets d'utilité publique étrangers à l'église.)

Voici quelques faits historiques assez singuliers qui ont rapport à cette église :

Vers l'an 943, l'archevêque Bernard Ier fit bâtir un monastère dans le faubourg, sur les anciens murs de la cité, près l'église de Saint-Jean (depuis Saint-Orens), qu'il fit agrandir, et y établit des moines et un abbé. La paroisse d'Auch qui avait été administrée d'abord dans l'église de Saint-Jean, et ensuite dans celle de Sainte-Marie, fut alors divisée en deux pour l'avantage du nouveau monastère. On continua néanmoins d'enterrer tous les morts, même les archevêques, dans l'église et le cimetière de Saint-Jean ; une loi ancienne, en vigueur encore alors, défendant d'enterrer dans les villes. L'archevêque Raymond Ier, surnommé *Copa*, petit-fils de Bernard *Othon*, comte de Fezensac, établit un cimetière près de la cathédrale, avec la liberté d'y ensevelir, pour n'avoir pas à faire porter à Saint-Orens, les morts du chapitre et ceux de la paroisse de Sainte-Marie. Cette nouveauté donna lieu à un procès qui dura près de cent ans entre l'archevêque et les chanoines d'une part, et les moines de Saint-Orens de l'autre, ces derniers prétendant qu'à leur église était réservé le droit exclusif des sépultures de toute la ville. Ils parvinrent par leurs calomnies à faire déposer l'archevêque Raymond en l'accusant de simonie. En 1119, l'archevêque Bernard II de Sainte-Christie reçut un bref du pape *Gelase* en faveur du cimetière de Saint-Orens, mais ayant poursuivi devant le successeur de celui-ci, *Calixte II*, le procès contre les moines, ce pontife lui donna droit par un rescrit du 15 avril 1120. En conséquence, Bernard bénit solennellement le nouveau cimetière en présence d'un grand nombre d'évêques.

Ce fut alors que les moines de Saint-Orens firent éclater leur fureur. Ils marchèrent armés vers l'église de Sainte-Marie; ils décochèrent des flèches sur le clergé; une d'elles perça le corporal sur l'autel, l'autre un des souliers de l'évêque officiant, et une autre blessa mortellement un laïque. Enfin les moines, voyant qu'on fermait les portes, mirent le feu à l'église, qui aurait été bientôt consumée si on n'était parvenu à arrêter l'incendie.

Ces excès ayant été dénoncés au dixième concile de Toulouse du 6 juin 1120, le premier général de l'église latine, on traita du cimetière de Sainte-Marie, dont l'érection fut confirmée. L'histoire ne dit point ce qui fut fait aux moines, ce qui donne à penser qu'on les laissa tranquillement se reposer sur leurs beaux lauriers.

— A l'entrée des archevêques d'Auch, le baron de Montaut conduisait, ayant la jambe gauche nue, la mule du prélat par la bride depuis la porte de la ville jusqu'à celle de l'église, servait à table, et emportait ensuite le buffet. « Le cardinal *de Tournon* arriva à Auch (1538), où il fit son entrée solennelle en la forme ordinaire, et comme il était très-modeste dans ses meubles et dans le reste de sa conduite, il avait accoutumé de se servir de vaisselle de verre, quoique d'un travail très-délicat; ce qui fut de même au repas du jour de son entrée. Mais cela déplut si fort au baron de Montaut qui lui avait rendu le service accoutumé, suivi de 200 gentilshommes de la plus distinguée noblesse d'Armagnac, qu'ayant reçu le buffet de la part de l'archevêque, avec sa mule, en récompense du service qu'il lui avait rendu, il brisa et rompit toute la vaisselle à coups de bâton, en présence même de l'archevêque et de tous ceux du festin; accompagnant cette action de plusieurs paroles de reproche. Cela causa tant de peine au prélat, que peu de jours après il dit le dernier adieu à Auch, et reprit le chemin de Rome.» *

—L'église de Sainte-Marie, cette reine des métropoles, allait être renversée par la tourmente révolutionnaire, lorsque des citoyens de la ville, de *vrais patriotes*, firent observer aux nouveaux Vandales qu'on avait besoin d'un local spacieux pour tenir les assemblées du peuple, et qu'aucun, mieux que celui-là, ne saurait convenir. Cette observation salutaire fut appréciée; on se contenta de détruire les autels et de dégrader les chapelles. La belle chaire de la nef fut conservée pour les orateurs de l'époque; on prétend que ce n'étaient point les paroles de l'évangile qui sortaient de leur bouche. Après avoir servi de maison de réclusion, cette église fut convertie en temple de la RAISON.... La *Maison de Secours* n'existait pas à cette époque.

Note 9, page 26.

Ce palais fut bâti en 1096, par l'archevêque *Raymond II de Pardiac*, dans un local donné par *Montar-*

* Chroniques du diocèse d'Auch.

sin de Montaut. Sa reconstruction fut commencée en 1710, par l'archevèque *Augustin de Maupou*, qui mourut l'année suivante, et ne fut terminée que par *Jean-François de Montillet*, élu archevêque d'Auch en 1742, et mort à Paris en 1775. Une partie de ce palais est occupée, depuis quelques années après la révolution, par les tribunaux. Cet édifice s'en trouve dégradé, et les tribunaux eux-mêmes seraient bien mieux placés à l'ancien château seigneurial * des archevêques, appelé la tour.

La portion de l'archevêché à laquelle on a conservé sa première destination, est habitée aujourd'hui par son Éminence le cardinal *d'Isoard*, duc et pair de France avant les événemens de 1830. Ce prélat a succédé à Monseigneur *de Morlhon*, premier archevêque nommé à Auch depuis la révolution. Notre cardinal, en refusant de remplacer au siége de Bordeaux le vénérable *de Cheverus*, que la mort a enlevé naguère à l'amour de tout un peuple, a donné à ses diocésains une preuve d'affection qu'ils ont appréciée et qu'ils partagent sincèrement. Une circonstance toute récente vient de fournir à son Éminence une nouvelle occasion de faire connaître aux habitans d'Auch tout l'intérêt qu'elle leur porte. Aussitôt que la nouvelle du désastre cité dans la deuxième note

* Les archevêques étaient co-seigneurs de la ville d'Auch avec les comtes, et à ce titre ils avaient un palais seigneurial indépendant de l'archevêché. On croit que c'est dans ce palais ou château, que Henri Ier d'Albret et Marguerite de France, roi et reine de Navarre, furent reçus lorsqu'ils visitèrent la ville d'Auch, le 31 décembre 1527, en qualité de comte et comtesse d'Armagnac et de Fezensac.

On croit aussi que les deux statues qui sont dans la sacristie du sud à Sainte-Marie représentent Henri Ier et Marguerite.

En 1547, la reine Marguerite vint encore à Auch, et assista, comme chanoinesse, aux offices, les 1er et 2 octobre. Elle logea à l'archevêché, où elle reçut ses droits d'assistance au chœur.

lui a été connue, elle s'est empressée d'écrire, de Saint-Sauveur (Pyrénées), à M. l'abbé Fenasse, premier vicaire-général, pour lui faire part de la profonde affliction dont cet événement avait pénétré son cœur. Cette lettre touchante est ainsi terminée :

« Je mets à votre disposition toute ma bourse; disposez-en largement pour secourir toutes les infortunes; puisez chez le receveur-général tout ce que vous jugerez convenable. »

On dit que ce digne prélat a formé le projet de faire élever un monument pour éterniser la mémoire de ce sinistre, et de fonder un service annuel pour celle des victimes.

Avant la révolution, les archevêques d'Auch prenaient, comme ils le font encore aujourd'hui, le titre de primats de la Novempopulanie et de la Navarre. Cela vient de ce que, Charlemagne ayant formé, en 777, le royaume d'Aquitaine, qu'il composa des territoires du duché d'Aquitaine, et de la marche d'Espagne, qui comprenait les Pyrénées, l'Aragon et la Navarre, les deux archevêques furent soumis à la juridiction primatiale de l'archevêque d'Auch, qui en était le plus voisin. Des documens authentiques portent que les évêques métropolitains d'Eauze avaient déjà exercé les mêmes droits en Espagne : selon toutes les apparences, ils furent renouvelés lors de l'union des deux diocèses.

Note 10, page 26.

Ce séminaire fut fondé vers l'an 1680 par M. *de Lamothe-Houdancour*. Cet archevêque y réunit le petit séminaire déjà existant dans cette ville. L'archevêque Augustin *de Maupou* en fit bâtir l'église. Ce bâtiment, qui a servi long-temps de caserne, n'était point achevé; ce n'est que sous la restauration que l'aîle du levant a été construite.

Les études ne sont plus dans ce séminaire ce qu'elles y étaient il y a quelques années, et ce qu'elles sont encore ailleurs. On peut dire que, sous ce rapport, notre séminaire est dans le véritable progrès. Les hommes qui le dirigent semblent avoir eu l'heureuse souvenance de ce que les anciennes corporations religieuses ont fait dans le temps de barbarie pour les lettres, les arts et les sciences. Ils veulent que leurs disciples aient une part à cet héritage devenu plus riche de nos jours; et, certes, ils y ont des droits incontestables. D'ailleurs, l'impulsion donnée aujourd'hui au développement des connaissances humaines doit être suivie par des jeunes gens destinés à occuper dans la société des postes éminens et difficiles; ce serait pour eux danger de rester en arrière. Outre les études ordinaires et indispensables, nos séminaristes reçoivent des leçons d'histoire, de mathématiques, de physique et d'histoire naturelle. Cette innovation ne peut qu'être avantageuse : les mathématiques rectifient le jugement; la physique donne l'explication de certains phénomènes qui ont passé long-temps pour *miraculeux;* et l'histoire naturelle, cette source intarissable de beautés merveilleuses, agrandit les idées et élève l'ame jusqu'à son créateur. C'est dans le grand livre de la nature, bien mieux que partout ailleurs, qu'on apprend à connaître la grandeur et la sagesse de l'Être-Suprême. L'histoire du plus petit insecte bien réfléchie, celle par exemple du myrméléon des fourmis, *formica-leo*, fourmi-lion, est capable de confondre tout athée de bonne foi. L'étude de l'histoire naturelle doit donc entrer nécessairement dans le plan d'une bonne éducation.

—

Note 11, page 26.

Par testament du 2 février 1539, le cardinal *de Clermont,* archevêque d'Auch, légua aux pauvres de cette ville la moitié de ce qui se trouverait lui être dû après son décès. La somme s'éleva à 500,000 francs. Son résignataire, considérant que l'ignorance est la première et la plus grande des pauvretés, crut remplir les intentions du testateur en affectant la majeure partie de ce legs à la fondation d'un collége pour l'instruction de la jeunesse. Cette détermination fut approuvée, le 11 juin 1545, par le roi François Ier. Avec ces fonds et ceux que firent les deux chapitres et la ville, on bâtit le collége tel qu'il est aujourd'hui. Il y eut d'abord des professeurs séculiers, du nombre desquels furent, en divers temps, l'illustre *Arnaud d'Ossat*, qui devint évêque et cardinal; le fameux *Nostradamus*, renommé par ses centuries prophétiques, Jean *Macrobe*, *Passerot,* et *Muret*. En 1580, on y mit des jésuites, parmi lesquels on cite le père *Jean-François Régis*, qui fut canonisé par Clément XII, et le père Antoine *Mongaillard,* auteur de l'histoire ecclésiastique et civile de toute la Gascogne.

Pendant la révolution, ce collége fut converti en école centrale.

Sous l'empire et la restauration, il fut communal; et en 1833, il est devenu royal de troisième classe.

Quoique spacieux, le bâtiment du collége ne l'est pas assez cependant pour contenir à l'aise les différentes classes de latinité, de dessin, d'architecture, l'école normale, le cabinet de physique et d'histoire naturelle, la bibliothèque de la ville, et un muséum d'antiquités. Ce muséum, formé par M. Sentetz, est encore fort pauvre par la négligence qu'on met à y déposer le produit des fouilles, quoiqu'elles aient, en général, d'assez beaux résultats.

La bibliothèque est composée d'environ quatre mille volumes de toute espèce. Parmi les ouvrages les plus remarquables, on y voit le grand ouvrage sur l'Egypte, un énorme dictionnaire chinois-français, la traduction de Strabon, etc.

Quoique indépendante du collége, l'école dirigée par les frères de la doctrine chrétienne, fondée par feu M. Daignan, trouve naturellement sa place ici. On ne saurait, en effet, parler des établissemens où la jeunesse va puiser l'instruction, sans mentionner celui dont l'existence est un bienfait pour le peuple. Avec les principes de la morale, base et soutien des sociétés, trois ou quatre cents enfans puisent dans cette école des connaissances assez étendues sur la grammaire française, les mathématiques, l'architecture, la géographie et l'histoire. Honneur à ces frères pieux dont la vie, consacrée tout entière à l'instruction de l'enfant du pauvre, est marquée par un zèle d'autant plus louable qu'il est tout-à-fait désintéressé!

Et cependant la coterie, cette compagnie d'esprits étroits et passionnés, qui veut à tout prix diriger sans aucune mission toutes les affaires, a crié contre eux, comme elle crie contre tout ce qu'elle ne comprend pas. Une chose admirable, et qui est digne de fixer l'attention des phrénologistes, c'est l'accord qui règne parmi les membres de cette *bénigne* association; l'un veut, l'autre veut; l'un crie, l'autre crie :

Tel qu'un ane près d'un buisson,
Écoutant la voix de son frère,
Enchanté de l'entendre braire,
Avec lui brait à l'unisson.

FIAT LUX!

Les petites filles pauvres n'ont pas été plus oubliées que les garçons. Une école créée par feu M. l'abbé *Pomés,* sur le modèle de celle des ignorantins, leur est ouverte. La religion, les ouvrages de main et les soins que réclame un ménage sont le fond de leur éducation. Lorsqu'on réfléchit à la mission qu'une femme a à remplir dans ce monde, je ne vois pas pourquoi on en exigerait davantage, même ailleurs que chez les filles de *l'Annonciation.* « L'organisation si faible et si mobile de la femme, dit M. Lélut, * loin de réclamer pour elle une part plus grande d'influence et de pouvoir, demande, au contraire, impérieusement, une éducation qui l'arrache aux vices et aux dangers du théâtre, pour la rendre aux vertus et à la paix du foyer domestique. »

N° 12, page 27.

Notice sur M. d'Etigny. **

Si la société royale et centrale d'agriculture, par des notices biographiques, paye un juste tribut de reconnaissance aux contemporains qui ont été les amis et les bienfaiteurs de notre économie rurale, son hommage est plus touchant encore, le but d'émulation qu'elle se propose est mieux rempli, lorsqu'elle retrace le mérite et les services de ceux pour lesquels sa voix prononce en

* Qu'est-ce que la phrénologie? page 358.

** Cette notice, extraite du Recueil de pièces pour servir à l'histoire de M. d'Etigny, imprimé à Auch par le soins de M. Sentetz fils, fut composée et lue à la société royale et centrale d'agriculture, le 29 mars 1818, par M. le baron de Ladoucette, ancien préfet, correspondant de la société, etc.

quelque sorte le jugement de la postérité. Elle offre ainsi une alliance utile entre les souvenirs de l'ancien ordre de choses et les travaux récens de l'administration; elle fait voir qu'étrangère aux secousses qui changent la face des empires, tout esprit de parti expire dans son sein; et qu'abstraction faite des temps, des personnes, des lieux, des institutions politiques, tout homme qui a voulu fortement le bien et qui a été assez heureux pour l'exécuter, est le modèle qu'elle présente.

Le nom de M. d'Étigny devait fixer son attention; il a mérité la reconnaissance d'une province entière.

Antoine Mégret d'Étigny naquit à Paris en 1720. Son père, receveur-général des finances, avait amassé une grande fortune, dont il n'hérita que pour en faire le plus généreux emploi. Une éducation brillante développa de bonne heure en lui le germe des talens. Conseiller au parlement de Paris, on lui donna dispense d'âge pour la place de maître des requêtes. M. de Serilly, son frère aîné, l'avait précédé dans l'intendance d'Auch et de Pau, à laquelle il fut appelé en 1751, à peine âgé de trente-un ans. Elle manquait de communications; l'agriculture y était dans l'enfance; il fallait y créer l'industrie, y amener les sources de la prospérité. Après avoir étudié la nature du pays, les mœurs, les besoins et les ressources des habitans, M. d'Étigny osa former le plan d'une amélioration générale, et il en suivit pendant seize années l'exécution, avec la volonté qui défie les obstacles, la constance qui les surmonte et la vigilance qui hâte les succès; avec le génie d'ensemble et l'esprit de détail qui, dans cette belle partie de la France, ont depuis passé en proverbe.

Il ne se dissimula point les résistances de tout genre qu'il devait éprouver : force d'inertie ou murmures de la part du vulgaire, qui tient d'autant plus à ses habitudes qu'elles sont plus invétérées, et peut-être à proportion de ce qu'elles sont plus vicieuses ; prétentions des parlemens, utiles lorsqu'ils étaient les défenseurs des peuples; dangereux, lorsqu'ils voulaient exercer à la fois et les fonctions administratives et l'autorité judiciaire ; oppositions du clergé et de la noblesse, dont M. d'Étigny allait froisser malgré lui des intérêts secrets ou déclarés ; lutte des trésoriers de France et des corps de ville, qui voudraient soutenir contre lui leurs prérogatives de voirie ; préventions, refus, défenses de la part du ministère à qui ces hautes conceptions paraîtraient systématiques et impraticables ; enfin, de fréquens besoins d'argent, à l'instant où ils auraient pu faire échouer ses entreprises. M. d'Étigny se sentait né pour le bien, et il trouvait toujours des ressources dans son ame, dans ces vertus sublimes, qui s'alimentent, comme le phénix, de leur propre substance.

Dans son ancienne et étroite circonscription, la ville d'Auch était construite en murs de cloison. On ne savait point y bâtir avec goût, ni même exploiter les carrières. L'intendant fit venir de Paris des architectes et jusqu'à des mineurs.

On vit s'élever presque à la fois l'intendance, l'hôtel-de-ville, des casernes, une place, des ponts, une salle de spectacle, des halles et marchés, et nombre d'établissemens industriels. Les riches propriétaires vinrent en foule habiter la ville, où ils étaient attirés par une activité naissante, par d'aimables invitations, par des fêtes continuelles.

On ne voyageait qu'en litière dans la vieille Aquitaine. M. d'Étigny ouvrit de toutes parts de grands chemins; entre autres, la route d'Auch à la montagne, passant par Pavie, celle de Monréjeau par Saint-Gaudens, conduisant à Muret ; celle d'Auch à Bayonne, celle de Toulouse à Auch, allant dans l'Armagnac. Il voulut, et des pépinières centrales fournirent les arbres pour ces routes, pour les cours d'eau, les bas-fonds et les promenades publiques; les campagnes se couvrirent de jardins et de vergers; on défricha les terrains incultes; on planta des vignobles; on sema des prairies artificielles; on seconda les efforts de M. d'Étigny pour l'anoblissement de la race des chevaux. Il acheta auprès d'Auch le domaine de Seillan, dont il fit une sorte de ferme expérimentale; il l'entoura de mûriers, y éleva des vers à soie, et y fabriqua des étoffes. Il obtint en 1762 l'institution, alors peu commune en France, d'une société d'agriculture. M. d'Étigny ne partageait pas les préjugés de ceux qui représentent ces réunions comme composées de cultivateurs de salon, poursuivant d'ingénieuses théories, sans cesse démenties par la pratique, ou à l'aide de dénominations pompeuses et nouvelles, paraissant extraire de climats éloignés des productions connues dans diverses parties de la France. Il voyait dans les sociétés d'agriculture un faisceau d'hommes voués au premier des arts, travaillant par des moyens doux et avec une action continue à en étendre les limites; vrai foyer de lumières, destiné à les recevoir et à les répandre, auxiliaires nés de l'autorité dans tout le bien qu'elle veut faire. Celle-ci éveille souvent la défiance, parce qu'on voit derrière elle le fisc qui épie les moyens d'augmenter les tributs. La science modeste et désintéressée jouit de la confiance des agriculteurs; ils y cherchent leurs guides; ils sont prêts à suivre les décisions de ces sortes de jurys composés de leurs pairs.

Ayant reçu, dès son origine, des encouragemens, la société d'Auch répondit aux vues de son illustre fondateur; et M. d'Étigny, en faisant adopter par elle d'heureuses innovations, en recueillit promptement le fruit.

Deux villes de son intendance, Bayonne et Oléron, faisaient un assez grand commerce de laines d'Espagne. Il sentit de quelle importance pouvait être l'introduction des mérinos pour la prospérité de l'industrie agricole et manufacturière. Il en avait reconnu de superbes troupeaux, du côté d'Alcantara et de Cacérès, lorsqu'en 1762, intendant de l'armée en Espagne et en Portugal, il avait parcouru une partie de ces deux royaumes. Il crut même qu'il y avait de l'analogie entre leurs herbages et ceux de sa terre de Passi. Ni soins ni dépenses ne furent épargnés pour faire arriver auprès d'Auch, au mois de mai 1763, cent vingt-deux bêtes à laine, dont trente-neuf béliers. Les fatigues d'une route de quatre cents lieues, des accidens imprévus, et la négligence du berger, qui n'avait pas fait baigner le troupeau, lui occasionnèrent des maladies dont le tiers fut la victime. Il périssait tout entier, si on ne l'eût fait transhumer suivant l'usage d'Espagne et de Provence ; il se rétablit sur la montagne. La seconde année, les laines se vendirent près de trois francs la livre. Pour décider les cultivateurs à améliorer leur bétail, M. d'Étigny fit cadeau de béliers à des communautés auprès de Luchon, et leur confia des brebis, en ne se réservant que les agneaux femelles ; il tira des brebis de Pologne pour les croiser avec ses béliers ; il donna des mérinos au marquis d'Astorg, secrétaire perpétuel de la société d'Auch ; il en envoya à M. Turgot, alors intendant de Limoges ; amis du bonheur public, ces deux administrateurs étaient faits pour s'entendre.

M. le comte François de Neufchâteau a eu la bonté d'extraire pour nous de ses collections agronomiques, le mémoire publié les 20, 24, 31 mai 1766, dans la Gazette du commerce, de l'agriculture et des finances, où M. d'Étigny détaille les moyens qu'il employa. S'il ne put opérer une révolution complète dans l'une des branches les plus importantes de l'économie rurale, il lui reste la gloire de l'avoir tentée *le premier*, et d'avoir dirigé les esprits vers l'amélioration des laines. En 1769, on demandait avec inquiétude ce qu'étaient devenus les mérinos de M. d'Étigny, lorsque le baron de la Tour d'Aygues répondit que son troupeau de Provence en provenait. M. Ledosseur annonça, l'année suivante, aux états de Béarn, qu'il devait à la même origine la grande beauté de ses laines. On a remarqué que les laines du Gers l'emportent pour la finesse sur celles des départemens voisins, et l'on y regarde cet avantage comme un des bienfaits de M. d'Étigny.

Hâtons-nous de dire que le haut prix des ouvriers qu'il fallait tirer du dehors, l'inexpérience des habitans, et les pertes qui en résultaient dans la manipulation, enfin la défaveur de la concurrence dans le débit des étoffes, empêchèrent, malgré de nombreux sacrifices personnels, la réussite de la manufacture de soieries que l'intendant avait formée, et qui paraissait devoir donner au pays un nouveau moyen de richesse. Il put se consoler de cette contrariété par tout le succès qui couronnait ses autres entreprises. L'archevêque d'Auch si opposait : « Malgré votre aveuglement, vous en profiterez vous-même, lui disait M. d'Étigny. » En effet, les fermages de l'archevêché s'élevèrent de 50,000 à 260,000 fr. * On peut donc assurer que M. d'Étigny a sextuplé la valeur des terres.

Jusqu'ici nous ne l'avons guère suivi que dans la généralité d'Auch. Des esprits superficiels pourraient en conclure que, comme les administrateurs faibles et vulgaires, il était presque entièrement occupé des objets et des personnes qu'il voyait dans son horizon : on se tromperait fortement; sa prévoyance semblait redoubler lorsqu'elle s'étendait aux lieux les plus éloignés de sa résidence, et peut-être ce qu'il a fait dans le Gers ne saurait être comparé à ses créations dans les Pyrénées.

N'ayant pour chemins que des sentiers, isolé de la

* Statistique du département du Gers, par M. Dralet.

France à laquelle il n'avait été réuni que par Louis XIII, se trouvant en arrière d'un siècle de la civilisation, le Béarn devait sa population et une espèce d'aisance à son ancienne et paternelle constitution. Cependant la température y est inconstante, et la terre naturellement ingrate. M. d'Étigny jugea qu'il fallait y multiplier les moyens de communication. Suivant le propre exemple qu'il donnait dans la généralité d'Auch, accompagnant les ingénieurs lorsqu'ils dressaient les plans, ou arrivant à l'improviste avec eux au milieu des ateliers, établissant un mode de prestation en nature, *qui n'admettait point d'exception*, se mêlant parmi les ouvriers, joignant l'exemple aux ordres et aux conseils, donnant des gratifications, des pensions même dont il faisait personnellement les fonds, il répétait souvent : *ceux qui me maudissent me béniront un jour;* il entraînait toutes les classes de la société par un ascendant irrésistible de force et de persuasion. Le Béarn s'enorgueillit de lui devoir deux cents lieues de chaussées magnifiques, dix routes qui viennent aboutir à Pau, et celles par lesquelles on descend avec facilité à Luchon, à Bagnères, à Cauterets, à Saint-Sauveur, aux Eaux-Chaudes. Le chemin de Barèges est une des merveilles de France; on le compare au Simplon, au Mont-Cénis, à la Corniche, au Mont-Genèvre et à l'Abessée. Joseph II, voyageant sous le nom de comte de Falkeinstein, ne put retenir son admiration à la vue de tant de monumens d'une grande administration. M. Dessolles, préfet des Basses-Pyrénées, nous écrivait, le 14 novembre dernier, qu'on n'avait plus qu'à entretenir les ouvrages tracés et exécutés par M. d'Étigny. Quelle influence un administrateur habile peut encore exercer long-temps après sa mort! Aussi, d'après un homme de beaucoup d'esprit, et si la comparaison en est permise, le nom de M. d'Étigny est populaire en Béarn, comme celui de Henri IV. L'intendant y donna un essor prodigieux à l'agriculture et à l'industrie. Il y fit cultiver en grand le maïs qui y profite si bien de l'abondance des eaux et de la chaleur du climat. Aucun genre de productions n'y est maintenant étranger. Le nombre et l'activité des petites manufactures y augmentèrent, et l'on y vit fleurir le commerce d'expédition.

Les travaux de M. d'Étigny les plus brillans, et qu'on jugeait en France si impossibles, que les tenter paraissait ridicule, eurent pour résultat de procurer aux ports de l'Océan et de la Méditerranée, à l'abri des attaques de l'ennemi, les bois de construction, situés sur les montagnes presque inaccessibles qui dominent la vallée d'Aspe; depuis ces sommités, des chemins rouliers conduisirent jusqu'à l'Adour; le Gave fut rendu navigable dans un cours de vingt-quatre lieues.

Les ouvriers étaient rebutés; les propriétaires d'usines contrariaient les opérations. Sans s'effrayer ni des résistances, ni des fatigues, ouvrant sa bourse à chaque pas, M. d'Étigny fit enfin arriver au port de Peyrehourade, sur l'Adour, un mât de la plus grande dimension. Lui-même en dirigea la marche jusqu'à Bayonne. Au bruit du canon, aux acclamations d'un peuple immense, il entra dans cette ville, monté sur le mât *. C'était le triomphe de l'homme de bien. Il lui valut le diplôme de citoyen de Bayonne; sa famille conserve précieusement ce gage de la reconnaissance, ainsi que le diplôme de citoyen de Bordeaux, titre peut-être encore plus flatteur, puisque cette grande ville n'était pas dans le ressort de M. d'Étigny.

* Il est question de cet événement dans la vie privée de Louis XV, attribuée à Marmontel. On cite sur les lieux que le valet de chambre de M. d'Étigny, expédié en courrier pour annoncer le succès à M. de Choiseul, et partageant l'enthousiasme général, ne mit que quarante-deux heures pour faire le trajet de Bayonne à Paris, deux cent vingt-trois lieues.

Nous ne parlerons ni des édifices construits à Bayonne, ni des travaux exécutés dans son port par les soins de cet intendant, ni des embellissemens que lui doivent les eaux thermales des Pyrénées. Il ne connaissait pas de repos, tant qu'il pouvait être utile. Nous allons citer des anecdotes qui le peindront fidèlement.

M. d'Étigny revenait du Béarn; à quelque distance d'Auch, il voit un grand nombre d'ouvriers, s'en approche, s'arrête, et leur adresse des questions. Ils s'étaient permis des murmures et même des invectives contre l'intendant. Quelques heures après, un fourgon arrive, dont le conducteur, s'adressant à l'atelier : Ce cavalier qui vous a fait quelques demandes, dit-il, pour vous remercier de vos bons renseignemens, vous envoie d'amples provisions. — Ils devinèrent M. d'Étigny, burent à sa santé, bénirent son nom, et reprirent leur tâche avec autant de résignation que de courage.

Il devait jouer la comédie de société, pour inaugurer la salle de spectacle à Auch, et célébrer la fête de madame d'Étigny; des travaux l'appelant à Bayonne, il partit en promettant d'être de retour pour la représentation. Il arrive, descend de voiture, s'habille précipitamment et paraît sur la scène à l'heure convenue. Après la pièce, il y avait fête à l'intendance. Le bal était animé. M. d'Étigny, qui devait, à quatre heures du matin, inspecter des travaux, monte à cheval, et va, seul, au galop, à quelques lieues d'Auch, où il ne trouve pas encore les ingénieurs qui le croyaient au sein des plaisirs. Il faisait froid; son cheval attaché près d'une maison, il s'enveloppe de son manteau, et marche de long en large pour se réchauffer. Le propriétaire sort, reconnaît l'intendant et lui fait des excuses : « J'étais » à mon poste, dit M. d'Étigny; j'y aurais manqué en » troublant votre sommeil. »

Il avait demandé au ministère l'autorisation et les fonds

nécessaires pour un projet qu'à Paris on jugea impraticable. Ayant en vain insisté, comme il avait les trois grandes qualités de l'administrateur, *savoir*, *vouloir et pouvoir*, il fit lui-même les avances, partit pour la capitale, et se rendit chez le ministre. Après lui avoir prouvé l'utilité de l'entreprise, et tiré de lui l'assurance que si elle avait été exécutable, on aurait ouvert un crédit, il déclara qu'elle était déjà terminée, et l'on ne put se dispenser de lui donner les fonds.

Nous aurions recueilli avec plaisir d'autres anecdotes de ce genre. Mais si les souvenirs de détail s'effacent tous les jours, il reste la possession du bien et la reconnaissance qu'il inspire. C'est ainsi que l'on jouit des rayons du soleil, sans chercher à s'expliquer les merveilleux effets de sa féconde influence.

On a vu que M. d'Étigny joignait aux talens de l'homme d'état les qualités qui font le charme de la vie. Doué de connaissances en économie rurale, en commerce, en littérature; aimant les travaux publics, les plantations, les spectacles, la danse, la musique, les chevaux, la chasse, tout ce qui donne de la force au corps et de la vivacité à l'esprit; protecteur de l'instruction publique et des mœurs; sensible, délicat, galant, mais religieux; sa taille majestueuse, sa figure prévenante, ses manières affables, son caractère impétueux, en même temps que réfléchi; inflexible, mais juste et généreux, l'ardeur avec laquelle il épousait les intérêts de ses administrés, tout contribuait à lui gagner les cœurs. S'il sortait, il était abordé, pressé par ceux à qu'il avait rendu des services. Les pauvres balayaient la rue sur son passage, et le peuple criait spontanément : *Vive d'Étigny!* Douce indemnité du sacrifice qu'il avait fait dans son intendance d'une fortune qui s'élevait à 100,000 fr. de rente! Il éprouva cependant des contrariétés et des chagrins, comme si la récompense des belles actions ne devait appartenir qu'imparfaitement à cette vie. M. d'Étigny avait fait dresser les plans du canal du Gers qui, au moyen d'une seule excavation, jetant un pied d'eau de la Neste dans cette rivière, aurait communiqué avec les deux mers par Toulouse à Bordeaux. En versant l'abondance dans ces généralités, et en facilitant l'exploitation de l'immense forêt de Saint-Jean, ce projet eût fait un centre commercial de la ville d'Auch, dont le Gers baigne les murs. Mais il aurait fallu que les lettres-patentes fussent enregistrées au parlement de Toulouse; et en menaçant d'exercer un pouvoir négatif, cette compagnie fit échouer une si belle entreprise.

Des querelles s'étaient élevées dans le sein du parlement de Pau, qui se proposait de donner en corps sa démission. Ne voulant pas le réduire à des extrémités fâcheuses, M. d'Étigny, au lieu d'exécuter rigoureusement les ordres du roi, se rendit à l'assemblée des états, et demanda leur intervention, d'un ton de noblesse et de vérité qui entraîna tous ses membres. Des députés allaient porter des paroles de paix au parlement; mais cette compagnie cessa tout-à-coup ses fonctions. On envenima la démarche de M. d'Étigny; la cour, trompée, le relégua dans la ville d'Auch, et bientôt l'exila dans ses terres, auprès de Sens. Là, il passait son temps à construire des chemins pour l'usage public, à défricher, à planter, à établir des fabriques, et à peupler des villages.

Il fut renvoyé honorablement à Auch. Mais tant de contradictions avaient développé en lui une maladie au foie. Du lit de la mort, il écrivit, le 12 août 1767, à M. le contrôleur-général, une lettre dont nous allons offrir quelques traits :

« Vous savez que j'ai eu des ennemis; je ne les ai pas » mérités; ils ne connaissent point le fond de mon cœur. » Dieu m'a fait la grâce de leur pardonner.

» Mes intentions et mes démarches ont été pures ; je
» n'ai jamais eu en vue que le service de mon roi et le
» bien public ; et quoique j'aie dérangé très-considéra-
» blement ma fortune dans cette province pour des ob-
» jets qui lui sont utiles, je n'y ai aucun regret, parce
» que j'ai rempli mon inclination, et que je crois que ma
» mémoire y sera chérie. J'en suis d'ailleurs bien payé
» par les marques générales du tendre intérêt et de l'af-
» fection qu'on n'a cessé de me témoigner dans le cours
» de ma maladie, depuis le plus grand jusqu'au plus
» petit.

» Je quitterai ce monde avec la douce satisfaction d'a-
» voir vu toutes mes peines et mes soins profiter à cette
» généralité : j'y ai fait faire des routes superbes, sources
» de tous les avantages ; j'y ai animé le commerce inté-
» rieur et extérieur, encouragé et protégé l'agriculture
» et les manufactures, au point que je crois la laisser
» heureuse. » A huit heures du soir, une cloche se fait entendre ; chacun de s'écrier : « On sonne l'agonie de notre père ». Et les personnes de tout âge, de tout sexe, de toute condition, tombent à genoux dans les églises, dans les promenades, sur les places, dans les rues ; tous prient pour M. d'Étigny. La France le perdit, le 24 août 1767, tandis que le contrôleur-général lui transmettait les témoignages de la satisfaction du roi. Un demi-siècle s'est écoulé. Sa mémoire, toujours en vénération, se transmettra d'âge en âge. On l'a cité comme exemple aux intendans, et les préfets assez heureux pour marcher sur ses traces laisseront des souvenirs durables. En 1812, M. d'Étigny, l'un de ses petits-fils, fut envoyé à Auch en qualité de sous-préfet ; il était accompagné de sa sœur. Ils furent accueillis aux acclamations universelles ; on accourut de toutes parts pour voir un descendant du bienfaiteur. En 1801, M. Balguerie, alors préfet du Gers, alla solennellement déposer les cendres de ce grand ad-

ministrateur dans la cathédrale d'Auch *, et fit placer son portrait à l'hôtel-de-ville et dans les chefs-lieux d'arrondissement. Le conseil-général du département du Gers, dans ses sessions de 1801 et de 1816, lui vota une statue pédestre. Par une circonstance vraiment remarquable, le moment où l'on place la statue de M. d'Étigny sur le cours qui porte son nom, est celui même où l'on prononce son éloge dans le sein de la société royale et centrale d'agriculture, en présence de ses petits-fils, dignes héritiers de ses vertus.

Lettre écrite à M. le contrôleur-général par M. d'Étigny.

Auch, le 12 août 1767.

Monsieur, la maladie dont je suis attaqué depuis si long-temps, et avec laquelle je suis parti de Paris, m'a occasionné des souffrances infinies; mon corps est épuisé, et je suis environné des ombres de la mort : j'ai cependant de grandes grâces à rendre à l'être-suprême, puisque dans l'abattement où je suis, il m'a conservé toute la liberté de ma raison. J'ai eu le bonheur de recevoir mon Dieu, et l'on m'a administré le sacrement de l'extrême-onction :

* On a gravé sur le marbre une inscription latine, due à M. Sentetz, ex-constituant, qui, dans sa jeunesse, avait connu M. d'Étigny. Pour la notice biographique, dont j'ai été chargé par la société royale et centrale d'agriculture, je dois beaucoup aux renseignemens que m'ont donnés MM. Sentetz, père et fils, le marquis Dessoles, les comtes Colchen, Bergon et François de Neufchâteau, les préfets Dessoles et de Vérigny, l'ancien préfet de Laussat, qui possède des manuscrits de son père, ancien membre des états de Béarn, dont M. d'Étigny occupait la maison lorsqu'il se rendait à Pau.

j'attends dans cet état de tranquillité qu'inspire la confiance en la miséricorde de Dieu, de comparaître devant son tribunal; j'espère que le bon Dieu aura égard à la soumission et à la résignation que j'ai à ses volontés.

C'est, Monsieur, au lit de la mort que Dieu me permet de rappeler mes forces abattues, pour vous écrire vraisemblement pour la dernière fois; je profite de cet instant précieux pour avoir l'honneur de vous remercier de toutes les bontés que vous m'avez témoignées en tant d'occasions: j'en suis pénétré de reconnaissance, et je fais les vœux les plus sincères pour que vous puissiez long-temps gouverner cet état avec autant de sagesse que vous en avez montré depuis que vous êtes dans le ministère. *Je vous proteste*, Monsieur, *que le roi n'a jamais eu sujet plus fidèle que moi, qui ait eu autant de zèle pour son service, et autant d'envie de rendre heureux les sujets de la généralité dont il m'avait confié l'administration.*

Si Dieu dispose de moi, j'espère, Monsieur, que les amis que je laisse, instruits de tout ce que j'ai fait, vous rendront compte de quelques affaires; et satisfaisant à vos désirs, ne laisseront dans votre esprit aucune impression sur ma mémoire.

Vous savez que j'ai eu des ennemis; je ne les ai pas mérités : ils ne connaissaient point le fond de mon cœur. J'oublie tout, Dieu m'a fait la grâce de leur pardonner.

On vous rendra compte, Monsieur, de l'objet de la capitation. Je vous observe que mon administration à ce sujet a été approuvée par deux de vos prédécesseurs, et qu'il n'y a eu, dans les emplois que j'ai fait, que quelque défaut de forme; mais les motifs en ont toujours été honnêtes, et les avantages qui en ont résulté, doivent faire oublier mon manquement à la forme.

J'ai eu l'honneur déjà de vous envoyer plusieurs comptes de la ville d'Auch : si vous avez eu la bonté d'y jeter les yeux, vous aurez vu que je ne m'étais point emparé des revenus de cette ville, comme on avait voulu vous le persuader. Un arrêt du conseil a résilié le bail de l'octroi, et ordonné un compte de clerc à maître; si ce compte avait été rendu, je ne vous aurais laissé aucun doute sur ce que j'ai l'honneur de vous marquer.

Vous aurez aussi tous les comptes des réimpositions ordonnées sur cette ville, dont le fonds a été employé à des embellissemens ou à payer des objets à sa décharge, la plupart de concert avec les magistrats, et tous très-utiles pour cette ville. J'ai été assez heureux pour que dans le grand nombre d'ouvrages que j'y ai fait faire, il ne s'en trouvât aucun qui ne fût utile ou agréable.

Le compte du petit habillement de la milice vous sera adressé; je me flatte que vous serez satisfait du détail dans lequel on entrera.

Celui de la distribution des grains ne sera pas si en règle, parce que je n'ai pas gardé des notes détaillées de cette distribution, ce qui m'a été quelquefois impossible à cause des tournées continuelles que je faisais, et qui mettaient nécessairement un peu de dérangement dans des opérations momentanées de cette nature; mais je vous proteste, Monsieur, qu'outre les fonds que j'ai obtenus pour cet objet, il m'en a coûté beaucoup du mien.

Quoique le compte des haras ait été embrouillé, on parviendra à vous prouver, Monsieur, que je suis en des avances assez considérables; j'espère que vous aurez la bonté, après qu'elles auront été constatées, d'en faire faire le paiement à ma famille. L'administration de cet objet si essentiel mérite votre attention; permettez-moi de vous la demander, parce que je connais le bien qui en résultera pour cette généralité que je chéris.

Il reste, Monsieur, l'article de l'intendance à régler,

vous en avez les états. Il est dû environ huit ou neuf mille livres pour les ouvrages, et en outre le prix de la maison achetée au sieur de Jussan et à madame de Seissan: il serait de votre justice, Monsieur, d'en ordonner le paiement.

Voilà, Monsieur, les objets principaux que j'étais à même de vous détailler, lorsque le bon Dieu m'a affligé d'une maladie languissante, et peut-être mortelle. Comme je suis dans les plus grandes souffrances, il ne m'est pas possible de m'étendre d'avantage, mais je puis vous protester, Monsieur, que je n'ai rien à me reprocher sur aucun de ces objets, mes sentimens d'honneur, mon caractère vrai et plein de candeur doivent en être de sûrs garans, et plus encore la circonstance dans laquelle j'ai l'honneur de vous ouvrir mon cœur, et de vous certifier la vérité de ce que j'avance. *Mes intentions et mes démarches ont été pures, je n'ai jamais eu en vue que le service de mon maître et le bien public, et quoique j'aie dérangé très-considérablement ma fortune dans cette province, pour des objets qui lui sont utiles, je n'y ai aucun regret, parce que j'ai rempli mon inclination, et que je crois que ma mémoire y sera chérie.* J'en suis d'ailleurs bien payé par les marques générales du tendre intérêt et de l'affection qu'on n'a cessé de me témoigner dans le cours de ma maladie, depuis le plus grand jusqu'au plus petit.

C'est cette inclination bienfaisante, Monsieur, que j'ai toujours eue, qui me porte à vous demander une grâce que je vous supplie de m'accorder: c'est peut-être la dernière que je vous demanderai.

Il vous reste 25,000 liv. à distribuer des fonds de la capitation de 1764; je vais faire savoir mes intentions à M. Sallenave, pour vous en proposer la distribution: mais je vous demande, avec la dernière instance, deux mille écus en faveur de la ville d'Auch, et à l'acquit de ses dettes à la prudence des maires et échevins. Je serais bien flatté si vous vouliez bien me donner cette marque de satisfaction; je l'attends de vos bontés. Si Dieu dispose de moi, je lui ai fait le sacrifice de la vie dans la plus grande sincérité de mon cœur. *Je quitterai ce monde avec la douce satisfaction d'avoir vu toutes mes peines et mes soins profiter à cette généralité. J'y ai fait faire des routes superbes, sources de tous les avantages qui en ont résulté; j'y ai animé le commerce intérieur et extérieur, encouragé et protégé l'agriculture et les manufactures, au point que je crois la laisser heureuse, et à même de jouir de plus en plus du fruit de mon application à y introduire et animer l'industrie sur tous les objets possibles.* J'ai même la consolation de savoir qu'on en goûte le prix avec les sentimens d'une vive reconnaissance.

S'il me reste quelque regret, Monsieur, *c'est celui de ne pouvoir rendre de plus longs services au plus aimé des rois, ni concourir* avec un ministre aussi attaché que vous à sa personne, *au bien et à l'avantage de cette généralité. Mes derniers vœux tendent à la conservation de Sa Majesté,* et à tout ce qui peut vous être agréable.

Je suis, etc.

Pour copie,

Signé D'ÉTIGNY.

Copie de la lettre écrite par M. le contrôleur-général à M. d'Étigny, de Compiègne, le 23 août 1767..... Écrite de sa main.

Je désire beaucoup, Monsieur, que Dieu vous rende la santé, pour que vous continuiez d'être utile au roi et à son état. Je suis édifié des sentimens portés dans votre lettre, et des mesures que vous avez prises pour l'éclaircissement de tous les objets que nous étions convenus que vous me procureriez. Je vous ai toujours rendu justice, ainsi qu'à votre zèle et à votre honnêteté. Je souhaite bien sincèrement que ma lettre vous parvienne : je mettrai la vôtre sous les yeux du roi ; il se souviendra de vos services, si Dieu ne permet pas que vous continuiez de lui en rendre. Pour moi, Monsieur, vous n'avez jamais dû douter du fonds de mes sentimens, non plus que de l'estime et de l'attendrissement avec lequel je suis votre très-humble et très-obéissant serviteur.

Signé de LAVERDY.

Autre lettre écrite par M. le contrôleur-général à M. d'Etigny, de Compiègne, le 24 août 1767.

J'ai mis sous les yeux du roi, Monsieur, la lettre que vous m'avez écrite. Sa Majesté, qui connaît les travaux auxquels vous vous êtes livré et le bien que vous avez fait dans la généralité d'Auch, rend justice à vos services, et me charge de vous assurer qu'elle souhaitait que la Providence vous conservât pour continuer à mériter les témoignages de sa satisfaction. Elle a bien voulu me permettre de vous mander qu'édifiée des sentimens que vous témoignez, elle consentirait à tous les objets portés dans votre lettre. J'espère que vous serez encore en état de recevoir les assurances du consentement de Sa Majesté, et l'assurance que je vous renouvelle des sentimens de l'inviolable attachement avec lequel je suis, Monsieur, votre très-humble et très-obéissant serviteur.

Signé de LAVERDY.

Note 13, page 28.

Ce magistrat, qui a laissé de si beaux souvenirs dans ce pays, a été, comme le fut autrefois l'intendant d'Étigny, qu'il avait pris pour modèle, victime des honteuses menées de certains hommes, qui, sous le prétexte de servir un parti auquel une distinction vaniteuse et souvent mensongère les rattache, sacrifient sans pitié l'intérêt général à une simple satisfaction particulière. Disons-le hautement, un gouvernement qui prête l'oreille à de telles voix perd l'estime des honnêtes gens, et court évidemment à sa perte, en même temps qu'il cause les plus grands maux..... De Lascours est destitué..... Et cette nouvelle, qui est communiquée partout avec l'accent de la tristesse, fait rougir quelque front..... Bienfaiteur du pays qui m'a vu naître, ce signe involontaire de la confusion est un éloge de tes vertus bien plus éloquent que les paroles d'adieux et de regrets prononcées n'a guère sur ta tombe.

Note 14, page 28.

Ces casernes, d'une construction très-belle, sont disposées pour contenir un régiment entier de cavalerie, qui est la garnison ordinaire d'Auch. La salubrité de ce bâtiment est remarquable. Quoique placé dans la basse-ville, et sur le bord de la rivière, on n'y a encore observé que de ces maladies sporadiques qu'on rencontre partout ailleurs, et qui sont plutôt le résultat de l'influence et du régime que des localités.

Les chevaux, sous le rapport de la santé, ne le cèdent point aux hommes. Peu de jours suffisent même pour qu'ils y acquièrent de l'embonpoint et de la vigueur, ce qu'il faut attribuer aussi à la bonté des fourrages et à celle de l'eau.

Note 15, page 31.

Les vices de ce bâtiment étaient trop grands et trop nombreux pour qu'ils pussent être convenablement corrigés ; autrement dit, ce bâtiment était manqué ; il fallait le refaire, ou en construire un autre. C'est ce dernier parti qu'on a pris. Placé à l'est de l'ancien, que l'on conserve pour une certaine classe d'infirmes, le nouveau, qui en est séparé par un vaste jardin potager et une large pelouse, présente à la ville sa façade principale avec ses trois jolis pavillons. Une position charmante, des promenades agréables, des bosquets, des parterres où l'on cultive des fleurs, une source très-abondante qui fournit aux bains et aux douches, et enfin une distribution intérieure des mieux entendues, telle est la nouvelle construction. Mais tous ces avantages, quoique réels, seraient insuffisants pour les individus qui y sont admis, si tous, sans exception, n'y étaient l'objet des soins les plus assidus de la part des sœurs et des employés. La propreté, si nécessaire dans les établissemens de ce genre, est remarquable dans celui-ci. Tout cela porte ses fruits, car il ne se passe pas une année sans que des fous n'y obtiennent leur guérison.

Les préfets qui se sont le plus occupés de cette intéressante maison, sont : MM. *de Lascours*, *Blondel-d'Aubers*, *de Latourette* et *Gabriel*. Le premier peut en être considéré comme le fondateur ; le second fit disparaître des abus crians, y mit des sœurs, et y établit, avec une administration ferme et éclairée, un ordre qui n'a fait que s'accroître depuis. M. de Latourette jeta les fondemens du nouveau bâtiment que M. Gabriel a fait achever. On doit encore à ce dernier des améliorations importantes.

M. le député *Barada* doit aussi figurer avantageusement sur la liste des bienfaiteurs de cet établissement.

Une chose qui doit surprendre, c'est qu'une maison d'un interêt aussi majeur ne puisse encore compter qu'un petit nombre de personnes qui soient venues à son aide. Cette indifférence de la part de ceux qui se trouvent en position de pouvoir secourir l'infortune, ne peut venir que de la fausse idée qu'on se fait, en général, de cet hospice. Lorsque son utilité sera mieux sentie, lorsque certains préjugés auront fait place à une raison éclairée et compatissante, je ne doute point que les grosses bourses ne se délient en sa faveur; et peut-être serait-il bien que le souvenir de leur générosité fût transmis aux races futures : on ne ferait, au reste, en cela, qu'imiter un exemple que j'ai vu ailleurs. Dans mes courses militaires, j'eus occasion, en 1813, de visiter en Espagne, avec le malheureux *Garcia Souelto*, l'un des médecins du roi Joseph, un hospice du genre de celui-ci. Notre attention s'arrêta particulièrement sur une longue série de portraits qui décoraient une salle assez vaste, et qui étaient ceux des personnes des deux sexes, qui, par leurs dons, avaient concouru à l'entretien et à l'agrandissement de l'hospice. Toutefois, cet honneur n'était accordé, nous dit-on, qu'aux donateurs d'une somme assez forte.

Note 16, page 31.

Ce n'est plus dans la maison de secours que se donnent les leçons d'accouchement; les statuts de l'ordre auquel appartiennent les sœurs qui y sont employées s'y sont formellement opposés. Une maison particulière, vaste et commode, est affectée à cet usage, et forme une espèce de succursale de l'établissement principal. Les femmes enceintes y sont reçues à la fin du huitième mois de grossesse, et les élèves, depuis l'âge de 16 ans jusqu'à celui de 36. Ces dernières doivent, pour y être admises, savoir lire couramment, et justifier de leur moralité par un certificat du maire et du desservant de leur commune; elles s'engagent à suivre avec exactitude la théorie et la pratique jusqu'à ce qu'elles soient suffisamment instruites pour exercer seules. Notre département se ressent depuis quelques années des avantages de cette institution. Les familles lui doivent la conservation des gages les plus chers de leurs affections, l'agriculture des bras et la patrie des défenseurs. Elle est donc digne d'une bienveillance générale.

Note 17, page 45.

MOUVEMENT DE LA POPULATION DE LA VILLE D'AUCH, DE 1826 A 1835.

ANNÉES.	NAISSANCES.		TOTAUX.	DÉCÈS.				TOTAUX.	MARIAGES.
	GARÇONS.	FILLES.		GARÇONS.	FILLES.	HOMMES MARIÉS.	FEMMES MARIÉES.		
1826	254	187	441	75	58	48	54	235	62
1827	219	221	440	128	101	52	66	347	71
1828	291	234	525	135	103	48	65	351	81
1829	227	224	451	85	72	63	67	287	68
1830	250	206	456	97	77	56	89	319	77
1831	260	234	494	102	88	49	46	285	84
1832	244	164	408	115	88	69	73	345	65
1833	243	215	458	111	108	56	55	330	71
1834	178	144	322	111	100	48	44	303	79
1835	185	169	354	109	86	42	45	282	73
Totaux pour les 10 années.	2351	1998	4349	1068	881	531	604	3084	731
Moyenne annuelle.	235	200	435	107	88	53	60	308	73

Les réflexions que le premier tableau a suggérées à M. du Mége sont pleines de justesse, et s'appliquent également à celui-ci. Tous les deux, en effet, manquent d'exactitude parce que les enfans-trouvés, qui appartiennent pour le plus grand nombre à d'autres localités que la nôtre, s'y trouvent compris et établissent une proportion choquante entre le mouvement de notre population, ainsi calculé, et celui des populations qui nous avoisinent. Il faut donc soustraire le chiffre de ces enfans de celui de la population pour obtenir un résultat qui approche de la vérité; je dis qui approche, car, après cette opération, il restera encore à savoir quel est le nombre de ceux qui sont étrangers à la ville. Pour donner au lecteur la facilité de faire ce calcul d'approximation, je joins ici le tableau du mouvement des enfans-trouvés pendant dix années. Je ne dirai point toute la peine que ce travail a coûté; je me bornerai à faire part de la surprise que m'a causé la mauvaise disposition des registres de l'hôpital destinés à cet objet. Il est étonnant qu'une chose aussi importante n'ait point fixé l'attention d'une administration qui compte parmi ses membres des hommes d'ordre et de capacité.

MOUVEMENT DES ENFANS-TROUVÉS DE L'HÔPITAL D'AUCH, DE 1826 A 1835.

ANNÉES.	NAISSANCES.		TOTAUX.	DÉCÈS.		TOTAUX.
	GARÇONS.	FILLES.		GARÇONS.	FILLES.	
1826	130	107	237	73	57	130
1827	118	108	226	86	75	161
1828	157	149	306	127	110	237
1829	150	112	262	90	52	142
1830	143	121	264	93	59	152
1831	159	152	311	98	75	173
1832	152	127	279	86	79	165
1833	137	104	241	89	60	149
1834	72	70	142	29	25	54
1835	91	77	168	23	26	49
Totaux.	1309	1127	2436	794	618	1412
Moyenne annuelle.	130	112	243	79	61	141

Note 18, page 57.

La table des Auscitains est, en général, peu fournie de végétaux. C'est sans doute à cela que l'on doit attribuer en grande partie la fréquence de la gravelle parmi eux. Les expériences de M. *Magendie* prouvent en effet que les substances azotées, telles que la chair musculaire, le beurre, le fromage, les œufs, le gluten qui se trouve dans le blé de froment, etc., produisent abondamment l'acide urique, et que les graviers et le sable les plus communs, ceux qui ont une couleur rouge, sont formés de cet acide mêlé à une petite quantité de matière animale. D'un autre côté, la chimie nous apprend que les carbonates alcalins saturent l'acide urique et l'empêchent de se précipiter, pourvu qu'il y ait excès d'alcali dans les urines, sans quoi il s'y forme des urates, c'est-à-dire des graviers d'une autre espèce. Ces remarques expliquent les bons effets qu'on retire tous les jours des bicarbonates de soude et de potasse, dans ces maladies. Il résulte de ces faits que l'eau faiblement chargée de carbonate de chaux, c'est-à-dire, de pierre calcaire en dissolution, telle qu'elle se trouve dans l'eau de nos fontaines, peut bien occasionner non pas la gravelle commune, mais celle qui est formée par les urates. Cela ne peut toutefois avoir lieu que chez les personnes dont les urines contiennent habituellement une grande quantité d'acide urique, ou, si l'on veut, de sédiment rouge.

La goutte et la gravelle marchent trop souvent ensemble pour ne pas laisser soupçonner quelque identité dans leurs causes. J'ai appliqué tout récemment à un goutteux le traitement des graveleux par le régime végétal et les bicarbonates, et déjà tout me semble promettre un heureux résultat.

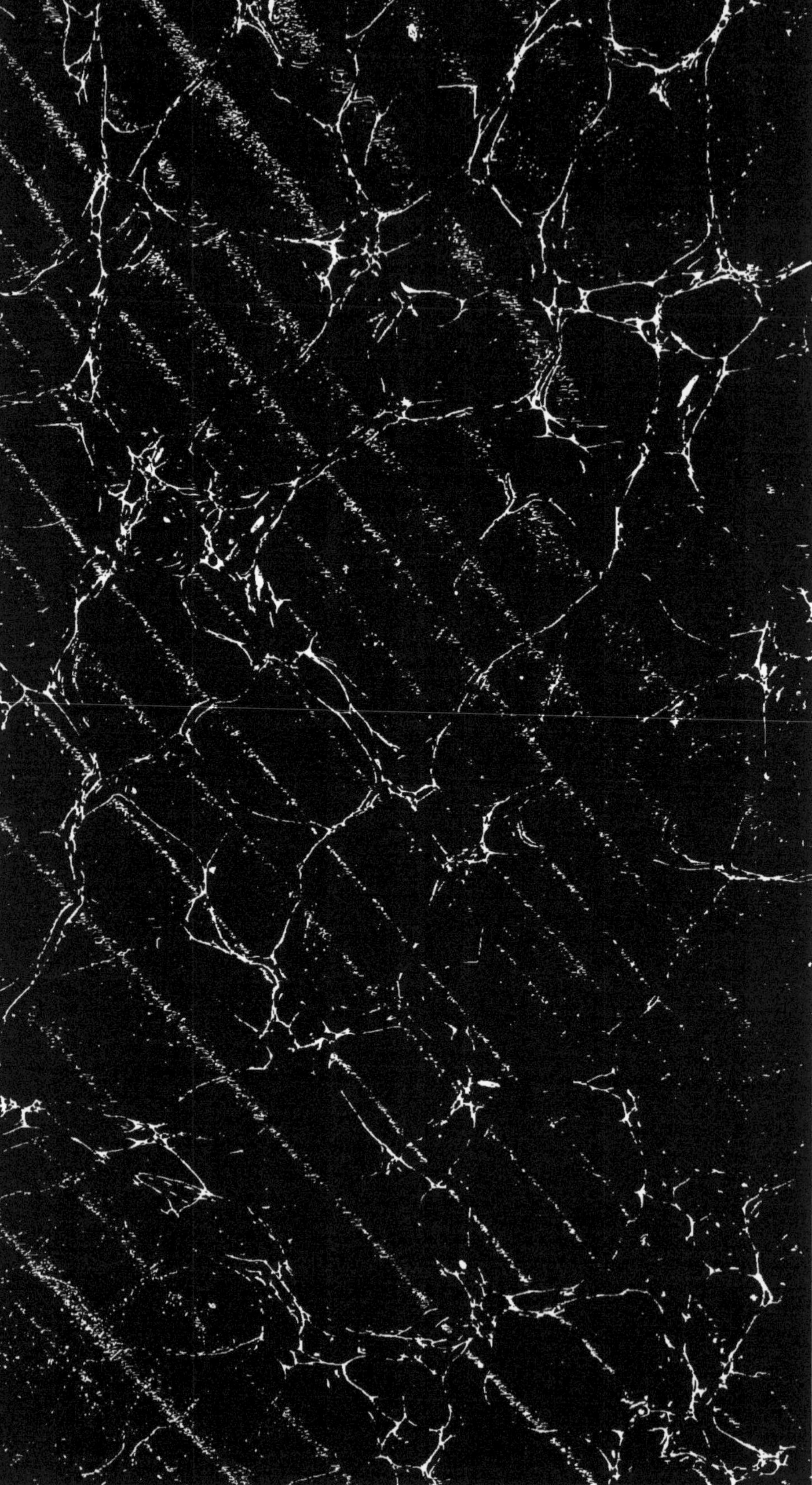

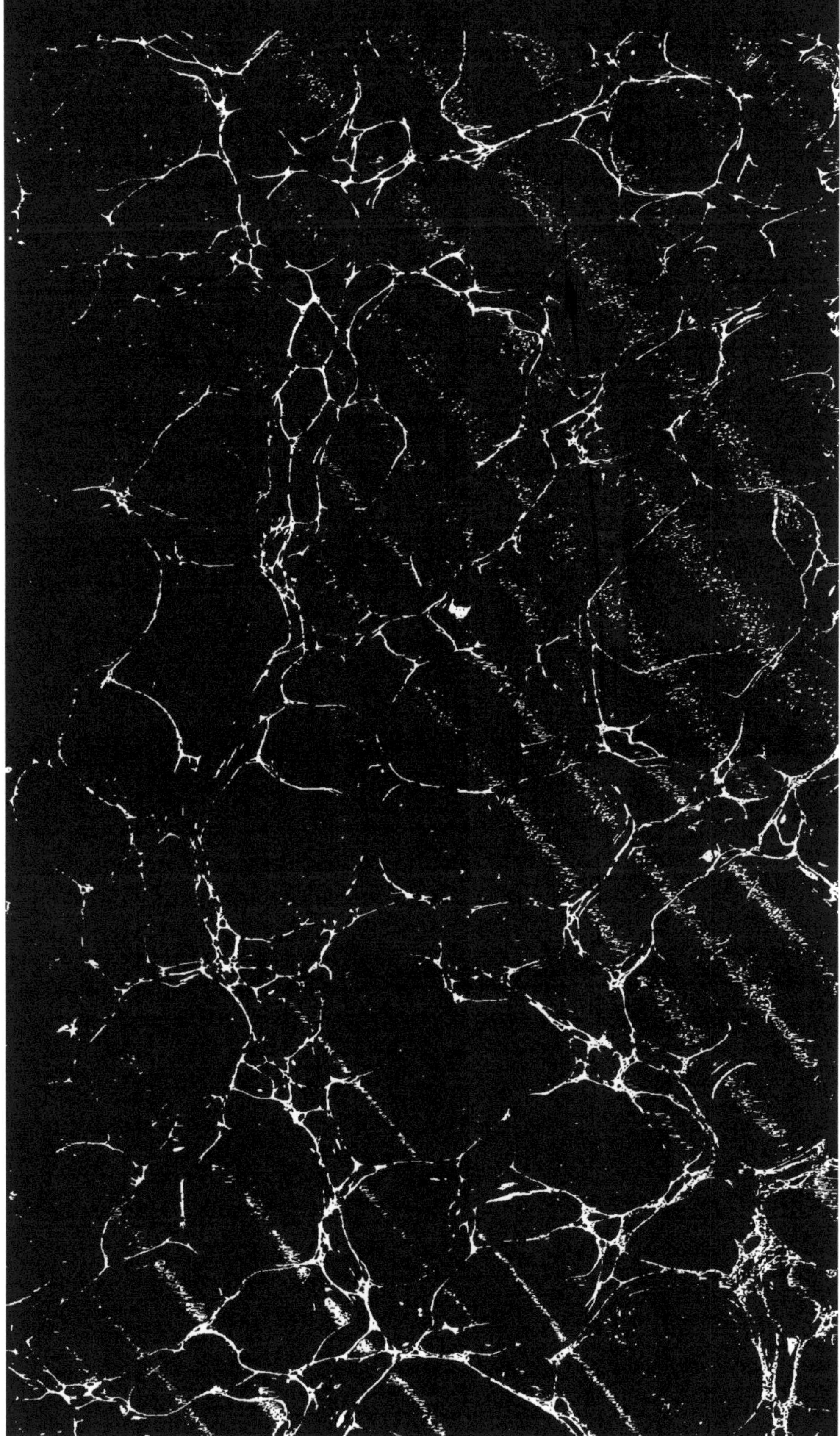